Eine neue Niere ist wie ein neues Leben

Überreicht
mit freundlichen Empfehlungen

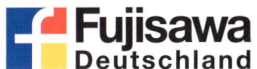

R. B. Brauer, M. Stangl, U. Heemann

EINE NEUE NIERE IST WIE EIN NEUES LEBEN

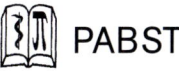 PABST

Die Deutsche Bibliothek – CIP-Einheitsaufnahme

Eine neue Niere ist wie ein neues Leben. Ein Ratgeber für Patienten und Angehörige vor und nach einer Nierentransplantation / R. B. Brauer, M. Stangl, U. Heemann (Hrsg.) Lengerich ; Berlin ; Bremen ; Riga ; Rom ; Viernheim ; Wien ; Zagreb : Pabst Science Publishers, 2002
ISBN 3-936142-71-8

Geschützte Warennamen (Warenzeichen) werden nicht besonders kenntlich gemacht. Aus dem Fehlen eines solchen Hinweises kann also nicht geschlossen werden, daß es sich um einen freien Warennamen handelt.
Das Werk, einschließlich aller seiner Teile, ist urheberrechtlich geschützt. Jede Verwertung außerhalb der engen Grenzen des Urheberrechtsgesetzes ist ohne Zustimmung des Verlages unzulässig und strafbar. Das gilt insbesondere für Vervielfältigungen, Übersetzungen, Mikroverfilmungen und die Einspeicherung und Verarbeitung in elektronischen Systemen.
Wichtiger Hinweis: Medizin als Wissenschaft ist ständig im Fluß. Forschung und klinische Erfahrung erweitern unsere Kenntnis, insbesondere was Behandlung und medikamentöse Therapie anbelangt. Soweit in diesem Werk eine Dosierung oder eine Applikation erwähnt wird, darf der Leser zwar darauf vertrauen, daß Autoren, Herausgeber und Verlag größte Mühe darauf verwendet haben, daß diese Angaben genau dem **Wissensstand bei Fertigstellung des Werkes** entsprechen. Dennoch ist jeder Benutzer aufgefordert, die Beipackzettel der verwendeten Präparate zu prüfen, um in eigener Verantwortung festzustellen, ob die dort gegebene Empfehlung für Dosierungen oder die Beachtung von Kontraindikationen gegenüber der Angabe in diesem Buch abweicht. Das gilt besonders bei selten verwendeten oder neu auf den Markt gebrachten Präparaten und bei denjenigen, die vom Bundesinstitut für Arzneimittel und Medizinprodukte in ihrer Anwendbarkeit eingeschränkt worden sind. Benutzer außerhalb der Bundesrepublik Deutschland müssen sich nach den Vorschriften der für sie zuständigen Behörde richten.

© 2002 Pabst Science Publishers, D-49525 Lengerich

Text/Layout: Torre Lazur · McCann Healthcare Communications, München
Druck: D+L Printpartner GmbH, D-46395 Bocholt

ISBN 3-936142-71-8

VORWORT

Allein in Deutschland sind ca. 50 000 Patienten an einem chronischen Nierenversagen erkrankt und müssen mehrfach wöchentlich eine künstliche Blutwäsche durchführen lassen. Unter den Behandlungsmöglichkeiten für ein chronisches Versagen der Nierenfunktion bietet die Nierentransplantation die besten Überlebensaussichten verbunden mit der besten Lebensqualität. Gerade in den letzten Jahren haben sich durch die Entwicklung neuer Medikamente und die Etablierung neuer Behandlungskonzepte die Möglichkeiten, eine Nierentransplantation erfolgreich durchzuführen deutlich, verbessert.

Die größte Herausforderung der Transplantationsmedizin für das 21. Jahrhundert besteht in der Verbesserung der Langzeitprognose der transplantierten Patienten. Die neuesten Forschungsergebnisse haben gezeigt, dass der chronische Transplantatverlust weniger von immunologischen Faktoren abhängt, als von Begleitfaktoren wie Blutdruck, Fettstoffwechsel, Trink- und Essgewohnheiten sowie der Lebensführung. Diese Prognosefaktoren lassen sich aber nur durch eine engmaschige und vertrauensvolle Arzt-Patienten-Beziehung sicher und langfristig beeinflussen. Der gut informierte und aufmerksame Patient kann durch seine Mithilfe und Aufmerksamkeit selber viel zur Verbesserung des Transplantatüberlebens beitragen.

Der vorliegende Ratgeber „Eine neue Niere ist wie eine neues Leben" wurde aufgrund des großen Informationsbedürfnisses unserer Patienten speziell für Patienten konzipiert und soll dazu beitragen, dem chronisch Nierenkranken, dem Dialysepatienten, dem Nierentransplantierten aber auch seinen Angehörigen durch detaillierte Informationen Hoffnung und Zuversicht für den weiteren Behandlungsverlauf zu geben. Hauptziel des vorliegenden Buches ist es, durch klare, übersichtliche und allgemeinverständliche Darstellungen Verständnis zu schaffen für die Nierenfunktion über die Organentnahme bis hin zum Ablauf einer anstehenden Nierentransplantation sowie der erforderlichen medikamentösen Therapie und Nachbehandlung. Zudem bietet der Anhang dieses Buches eine umfangreiche Sammlung von Links zu weiterführenden Informationsquellen im Internet sowie Verzeichnisse der Transplantationszentren.

Univ.-Prof. Dr. med. J.R. Siewert
Direktor der Chirurgischen Klinik und Poliklinik
Klinikum rechts der Isar der Technischen Universität München

AUTORENVERZEICHNIS

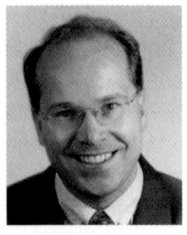

Privatdozent Dr. med. Robert B. Brauer
Oberarzt der Transplantationschirurgie
(Niere-, Nieren-Pankreas- und Lebertransplantation)
Chirurgische Klinik und Poliklinik der Technischen
Universität München
Klinikum rechts der Isar, Ismaningerstr. 22, 81675 München
Tel: 089 4140-5164, Fax: 089 4140-6017
E-Mail: brauer@nt1.chir.med.tu-muenchen.de

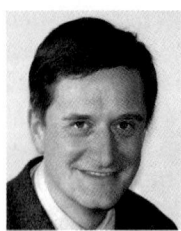

Univ.- Professor Dr. med. Uwe Heemann
Leiter der Abteilung für Nephrologie
II. Medizinische Klinik der Technischen Universität München
Klinikum rechts der Isar, Ismaningerstr. 22, 81675 München
Tel: 089 4140-2231, Fax: 089 4140-4878
E-Mail: Uwe.heemann@lrz.tum.de

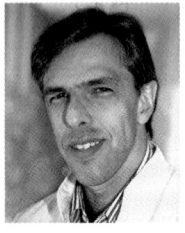

Privatdozent Dr. med. Manfred Stangl
Leiter der Transplantationschirurgie
(Niere-, Nieren-Pankreas- und Lebertransplantation)
Chirurgische Klinik und Poliklinik der Technischen
Universität München
Klinikum rechts der Isar, Ismaningerstr. 22, 81675 München
Tel: 089 4140-2137, Fax: 089 4140-6017
E-Mail: stangl@nt1.chir.med.tu-muenchen.de

Unter Mitarbeit von:
Dr. med. Klaus Gerauer
Assistenzarzt der Chirurgische Klinik und Poliklinik der Technischen Universität München
Klinikum rechts der Isar, Ismaningerstr. 22, 81675 München

Diplom Psychologin Sybille Storkebaum
Psychosomatische Klinik und Poliklinik der Technischen Universität München
Klinikum rechts der Isar, Ismaningerstr. 22, 81675 München

VORWORT

Die Organtransplantation ist eines der spektakulärsten medizinischen Fachgebiete. Durch die Entwicklung von neuen Medikamenten konnten gerade in den letzten Jahren enorme Fortschritte erzielt werden, und die Nierentransplantation hat sich inzwischen zu einem Routineverfahren etabliert. Eine Nierentransplantation kann aber nur dann erfolgreich verlaufen, wenn die Patientin bzw. der Patient gut informiert ist und aufmerksam und verantwortungsbewusst mit Ärzten und medizinischem Fachpersonal „Hand in Hand" mitarbeitet.

Das handliche Taschenbuch ist ein Ratgeber speziell für Patienten und deren Angehörige, die sich auf der Warteliste für eine Nierentransplantation befinden oder bereits transplantiert sind und sich zusätzlich noch weiter informieren möchten. Untermalt durch zahlreiche einprägsame Illustrationen wird über die Vorbereitung, den Ablauf und die Nachsorge einer Nierentransplantation gründlich informiert. Aber auch schwierige Themen wie Hirntoddiagnostik, Organentnahme und Lebendspende werden ausführlich und sachlich unter Berücksichtigung des Transplantationsgesetzes dargestellt. Die Herausgeber haben besonderen Wert gelegt auf eine übersichtliche, klare und für den medizinischen Laien verständliche Darstellung. Wichtige Hinweise oder Merksätze wurden zusätzlich herausgearbeitet. Ein ausführliches Fremdwörterverzeichnis hilft über viele medizinische Verständnisprobleme hinweg. Zahlreiche Adressen von Selbsthilfegruppen und Internetangeboten, die Patienten und Angehörigen auf Wissenssuche nützlich sein können, runden die vielfältigen Informationen ab.

Die persönliche Note erhält das Buch „Eine neue Niere ist wie ein neues Leben" durch die individuell zu gestaltende Notizseite und den integrierten Organspendeausweis.

PD Dr. R. B. Brauer   Prof. Dr. U. Heemann   PD Dr. M. Stangl

INHALT

| 1. EINFÜHRUNG | 13 |

| 2. DIE FUNKTION DER NIERE | 14 |

2.1 Anatomie und Funktionen der Niere   14
2.2 Harnbildung   17

| 3. DIE NIERENERKRANKUNG | 19 |

| 4. GESCHICHTE DER NIERENTRANSPLANTATION | 23 |

| 5. TRANSPLANTATIONSGESETZ (TPG) | 25 |

5.1 Organspende   25
5.2 Hirntodfeststellung   26
5.3 Organentnahme   26
5.4 Lebendspende   27
5.5 Organübertragung   29
5.6 Meldungen an Eurotransplant   29
5.7 Organhandel   29

| 6. RICHTLINIEN DER BUNDESÄRZTEKAMMER | 32 |

6.1 Richtlinien für die Organvermittlung   30
6.1 Voraussetzungen für die Organtransplantation   30
6.3 Warteliste   31
6.4 Prinzip der Warteliste   34
6.5 Bestimmung der Position auf der Warteliste   34

| 7. VOR AUFNAHME AUF DIE WARTELISTE | 36 |

| 8. ORGANISATION UND KOORDINIERUNG DER ORGANSPENDE | 41 |

| 9. FESTSTELLUNG DES HIRNTODES | 43 |

| 10. ABLAUF EINER ORGANSPENDE | 47 |

11. ABLAUF EINER LEBENDSPENDE — 50

11.1 Einleitung	50
11.2 Allgemeine Voraussetzungen beim Lebendnierenspender	51
11.3 Nierenentnahme beim Lebendspender	53
11.4 Perioperatives Risiko der Lebendnierenspende	54
11.5 Langzeit-Risiko der Nierenspende	55
11.6 Nierenersatztherapie	57
11.7 Beziehungsentwicklung Spender – Empfänger	57
11.8 Vor- und Nachteile für Spender und Empfänger	59
11.9 Eigenblutspende	61
11.10 Betrachtungen zu anderen therapeutischen Möglichkeiten der Nierenersatztherapie	61
11.11 Wer trägt die Kosten?	61
11.12 Versicherungsschutz	62
11.13 Nachsorge	63

12. DIE EINBESTELLUNG ZUR NIERENTRANSPLANTATION — 64

13. DIE NIERENTRANSPLANTATION — 66

14. DER KLINIKAUFENTHALT — 70

15. DER MECHANISMUS DER ABSTOSSUNGSREAKTION — 76

16. DIE AKUTE ABSTOSSUNGSREAKTION — 79

16.1 Erkennen der akuten Abstoßungsreaktion	79
16.2 Behandlung der akuten Abstoßungsreaktion	82

17. DIE MEDIKAMENTE — 82

17.1 Immunsuppressiva	82
17.2 Begleitmedikation	87
17.3 Zeitpunkt der Medikamenteneinnahme	89

INHALT

18. KOMPLIKATIONEN DER NIERENTRANSPLANTATION   91

18.1 Operative Komplikationen   91
18.2 Komplikationen im Zusammenhang mit der Immunsuppression   94

19. KOMPLIKATIONEN DURCH INFEKTION   97

20. NACHSORGE   100

21. WIE VERHALTE ICH MICH RICHTIG?   102

22. REISEN NACH EINER NIERENTRANSPLANTATION   114

23. IMPFPROPHYLAXE NACH EINER NIERENTRANSPLANTATION   116

24. ERFOLGSAUSSICHTEN NACH EINER NIERENTRANSPLANTATION   127

25. QUELLENNACHWEIS UND WEITERFÜHRENDE LITERATUR   **128**

26. INTERNETPORTALE MIT NÜTZLICHEN INFORMATIONEN ZUR NIERENTRANSPLANTATION   **130**

27. TRANSPLANTATIONSZENTREN   **135**

28. SELBSTHILFEGRUPPEN   **145**

29. ANHANG   **165**

    Erstes Vorgespräch Lebendspende   165
    Zweites Vorgespräch Lebendspende   166
    Drittes Aufklärungsgespräch Lebendspende   167
    Merkblatt Aufklärungsgespräch Nierentransplantation   168
    Nierentransplantation Aufklärungsbogen   169

30. FREMDWÖRTERVERZEICHNIS   **170**

31. IHR TRANSPLANTATIONSZENTRUM STELLT SICH VOR   **178**

EIGENE NOTIZEN   **179**

ORGANSPENDEAUSWEIS   **181**

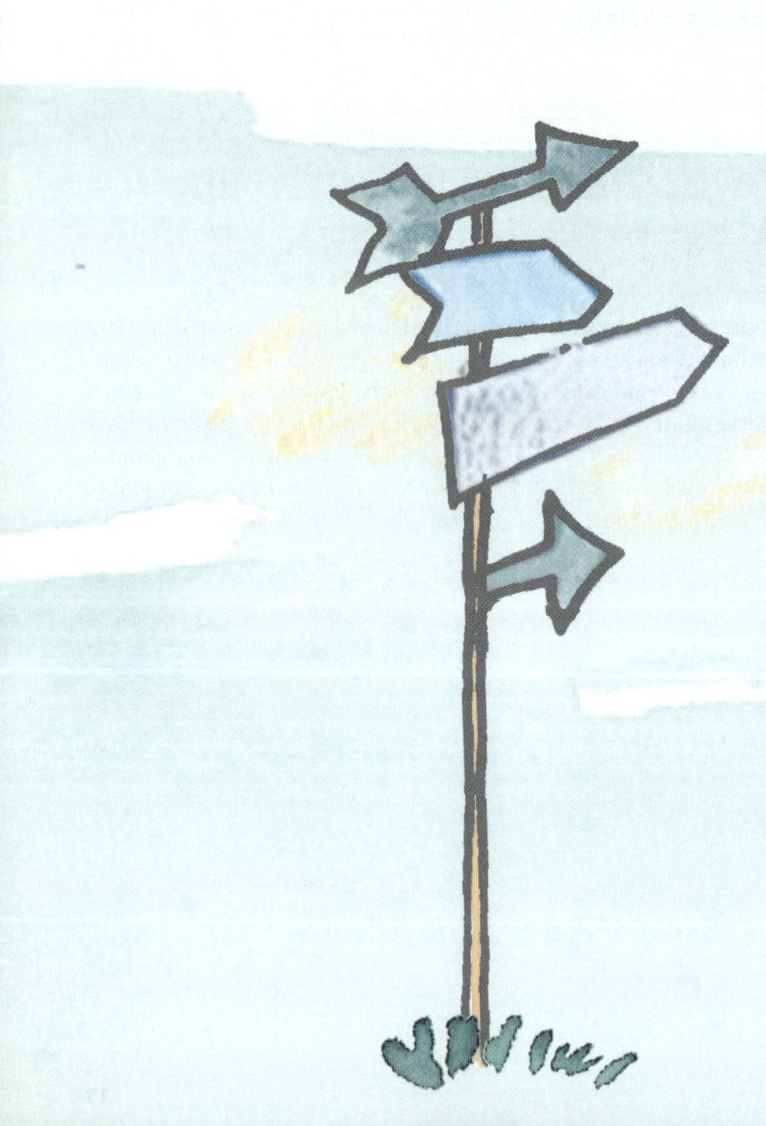

1.0 EINFÜHRUNG

Das Leben als Dialysepatient bringt viele Probleme mit sich. Vor allem Einschränkungen beim Essen und Trinken, Abhängigkeit von der Dialyse und damit einhergehende örtliche Gebundenheit, Schmerzen und Nebenwirkungen bei Langzeitdialyse stellen die Hauptprobleme dar.
Entwicklungsstörungen bei Kindern zwingen zu gravierenden Lebensänderungen. Finanzielle Sorgen und Schwierigkeiten mit Familienmitgliedern und Freunden, denen ebenfalls schlagartig ein neuer Rhythmus aufgezwungen wird, ziehen oft zusätzliche Belastungen nach sich.

Die Nierentransplantation ist derzeit das beste Verfahren zur Behandlung des terminalen Nierenversagens. Überall auf der Welt bekommen Menschen durch sie eine zweite Chance für ein gesundes und aktives Leben.

Vor der Entscheidung für eine Transplantation sollte man sich über den Ablauf, die Nachsorge und mögliche Probleme gründlich informieren.

Dieses Handbuch wurde speziell für Patienten entwickelt, die sich auf der Warteliste für eine Nierentransplantation befinden oder bereits transplantiert sind und sich zusätzlich informieren möchten. Viele Fragen können in diesem Buch beantwortet werden. Manche Fragen sind allerdings so spezifisch, dass sie nur von dem behandelnden Arzt kompetent beantwortet werden können. Die Erfahrung hat gelehrt, dass das Wissen des Patienten einer der wichtigsten Garanten für den Funktionserhalt eines transplantierten Organs ist.

P. S.: Im folgenden Text sprechen wir von „Spender", „Empfänger", „Patient", „Arzt". Die Benutzung der männlichen Form dient lediglich der Vereinfachung des Lesens – natürlich gilt alles genauso für „Empfängerinnen", „Spenderinnen", „Patientinnen" und „Ärztinnen".

Im Anhang sind in einem Fremdwörterverzeichnis alle wichtigen Fachausdrücke erklärt.

2. DIE FUNKTION DER NIERE

2.1. Anatomie und Funktionen der Niere

Um die Funktionen der Nieren zu verstehen, ist ein kurzer Ausblick in die Anatomie dieses Ausscheidungsorgans erforderlich.

Die Nieren sind paarig angelegte Ausscheidungsorgane, die beidseits der Wirbelsäule unterhalb der letzten beiden Rippen angeordnet sind. Sie sind von einer Fettkapsel umgeben und von den Organen des Bauchraumes durch das Bauchfell getrennt. Die rechte Niere liegt infolge der ebenso rechts gelegenen Leber etwa zwei bis vier cm tiefer als die linke Niere. Beim Erwachsenen ist eine Niere etwa zwölf cm lang, sechs cm breit und etwa vier cm dick; sie wiegt etwa 150 bis 200 g. Nieren sind bohnenförmig mit einer zentralen Einbuchtung (Nierenhilus). Jede Niere verfügt über einen arteriellen Zufluss (Nierenarterie), einen venösen Abfluss (Nierenvene), Lymphgefäße und einen Harnleiter, der dem Urinabfluss dient. Alle genannten Gefäße münden im Nierenhilus in die Niere ein, beziehungsweise treten hier aus der Niere aus. Über den Harnleiter gelangt der Urin in die Harnblase und wird bei Erreichen einer bestimmten Blasenfüllung über die Harnröhre (Urethra) ausgeschieden **(Abb. 1).**

Die Nieren haben eine Vielzahl von Funktionen, die bei einer Niereninsuffizienz besonders deutlich werden. Zunächst steigen im Rahmen einer Niereninsuffizienz die Konzentrationen verschiedener, beim Nierengesunden mit dem Urin ausgeschiedener, harnpflichtiger Substanzen im Blut an (Kreatinin, Harnstoff, Harnsäure und andere Abfallprodukte des Stoffwechsels). Der komplizierte Regelmechanismus des Elektrolyt- und Wasserhaushaltes wird gestört. Dadurch wird Flüssigkeit in verschiedene Körpergewebe eingelagert, was oft an geschwolle-

> **Die Niere reguliert die Bilanz von Flüssigkeiten und Blutsalzen. Darüber hinaus werden durch sie viele Gifte ausgeschieden.**

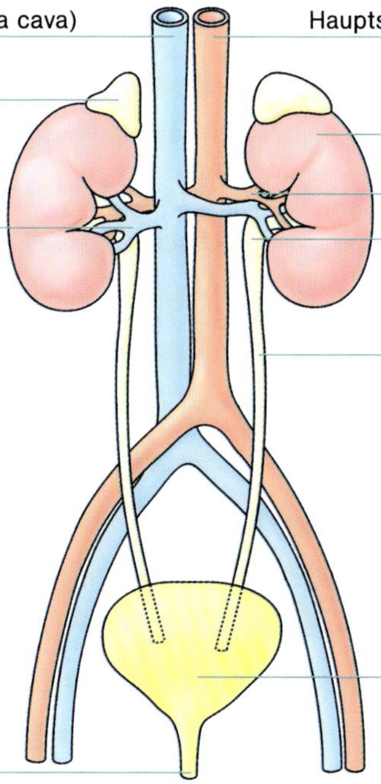

Abb. 1: Anatomie der ableitenden Harnwege

nen Beinen (Beinödeme) sichtbar wird. Auch die Lunge kann davon betroffen sein; man spricht dann vom Lungenödem.

Patienten mit einer Nierenerkrankung leiden oftmals an erhöhtem Blutdruck. Dies erklärt sich dadurch, dass in der Niere ein besonderer Wirkstoff, das Renin, gebildet wird. Renin setzt zum einen weitere auf den Blutdruck wirkende Stoffe (Angiotensin II und Aldosteron) frei und erhöht zum anderen direkt den Blutdruck. Eine Verschlechterung der Nierenfunktion führt auch zu einem Mangel an verschiedenen Hormonen. Fehlt zum Beispiel das Erythropoetin, dann tritt eine Anämie (Mangel an roten Blutkörperchen) auf. Das in der Niere produzierte aktive Vitamin D regelt den Kalziumhaushalt.

Fehlt es, so kommt es zu einer Störung des Kalziumhaushalts mit Veränderungen an den Nebenschilddrüsen und Knochenentkalkungen.

Diese unterschiedlichen Funktionen bedingen einen komplizierten Aufbau des Organs. Bereits mit dem bloßen Auge erkennt man die oberflächlich gelegene Nierenrinde (Kortex). In der Nierenrinde findet man die Nierenkanälchen (Tubuli) sowie die Nierenkörperchen (Glomerula). In den inneren Schichten sind in den Nierenpyramiden die bündelförmig angeordneten Sammelrohre zu erkennen, welche über die Nierenkelche schließlich in das Nierenbecken münden **(Abb. 2+3)**.

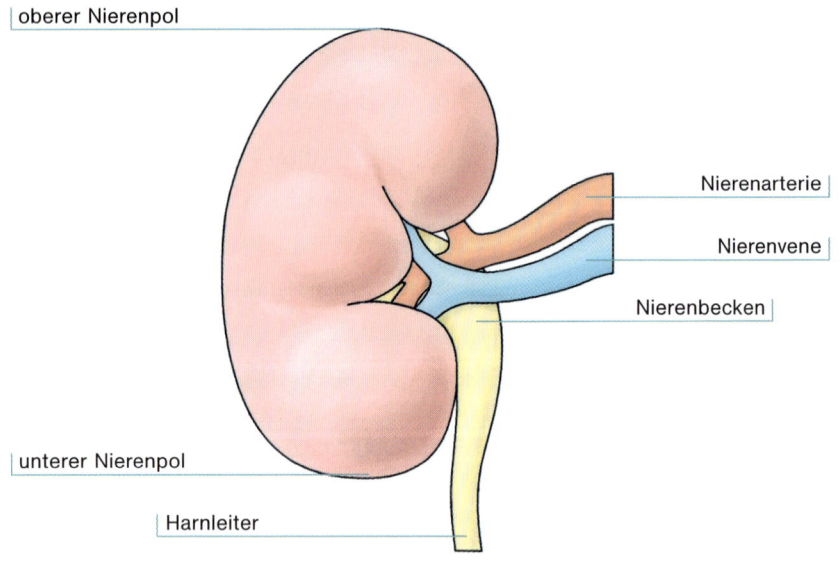

Abb. 2: Äußerer Aufbau der Niere

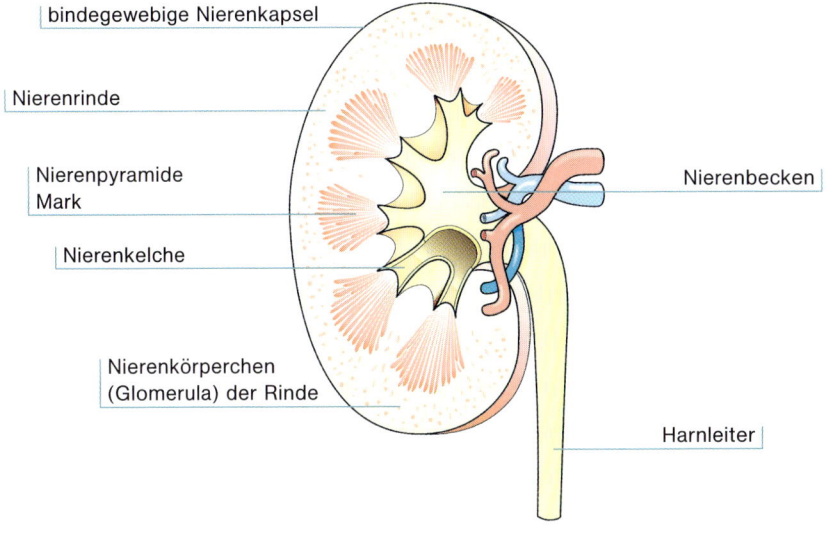

Abb. 3: Innerer Aufbau der Niere

2.2 Harnbildung

Die kleinste Funktionseinheit in der Niere ist ein Nephron, in dem die Glomerula und die Harnkanälchen mit einer Kapsel umgeben sind. Die Harnbildung beginnt in den Glomerula. Durch Filtration des Blutes, ähnlich dem Prinzip eines Kaffeefilters, entsteht zunächst der Primärharn, welcher ungefähr dem Blutplasma entspricht, das heißt, er enthält weder zelluläre Anteile (rote und weiße Blutkörperchen, Blutplättchen) noch große Eiweißmoleküle. Der später ausgeschiedene Urin weist allerdings eine deutlich andere Zusammensetzung als der Primärharn auf. Denn dem Primärharn werden in den Nierenkanälchen verschiedene Stoffe entzogen und über feine Blutgefäße, die um die Nierenkanälchen herum angeordnet sind, wieder ins Blut aufgenommen. Zum Teil geschieht dies durch passive Prozesse, vor allem durch Diffusion (ähnlich dem Prinzip der Dialyse), zum Teil durch aktive Transportmechanismen. Zudem sind die Zellen in den Nierenkanälchen in der Lage, bestimmte Substanzen aktiv in den späteren

Urin abzugeben. Insgesamt werden so aus den circa 180 Litern Primärharn, die pro Tag gebildet werden, in etwa zwei bis drei Liter Urin ausgeschieden **(Abb. 4)**.

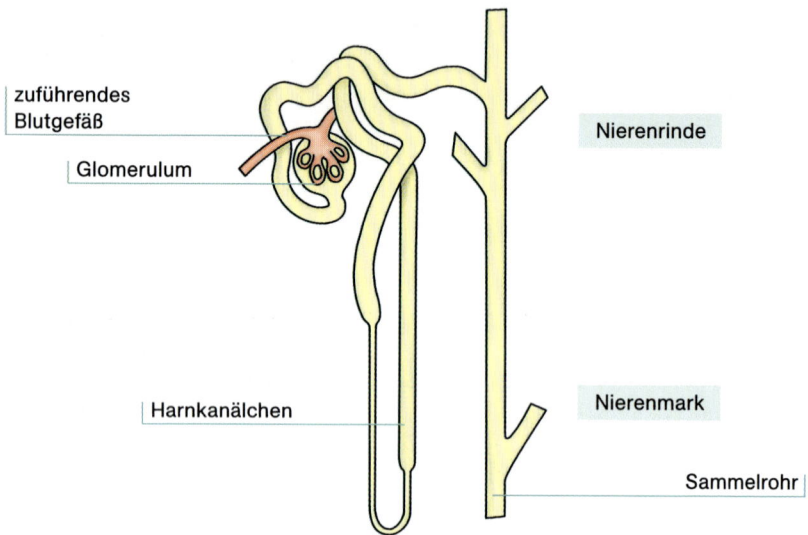

Abb. 4: Funktionseinheit eines Nephrons

3. DIE NIERENERKRANKUNG

Die Funktionsreserven der Nieren sind sehr groß. Selbst nach dem Verlust einer Niere kommt es weder zu einer Störung des Wasserhaushaltes noch zu Vergiftungserscheinungen. Erst der Ausfall von mehr als zwei Drittel des gesamten Nierengewebes ruft relevante Einschränkungen hervor. Die Ursachen der Nierenschädigung sind vielfältig. Zu den häufigsten und bekanntesten Nierenerkrankungen gehören (Häufigkeit in Prozent):

- **Diabetische Nephropathie (24%, Typ II 18%, Typ I 6%):** Ein lange bestehender und unzureichend eingestellter Diabetes mellitus (Zuckerkrankheit) kann zu einer Nierenschädigung führen, die nicht wieder rückgängig zu machen ist.
- **Glomerulonephritis (21%):** Als Glomerulonephritis bezeichnet man Erkrankungen, die sich überwiegend am Glomerulum abspielen. Diese Erkrankungen treten häufig im Anschluss an eine Infektion des Mund- und Rachenraumes beziehungsweise eine Grippe auf. Vielfach bleibt die Ursache allerdings unbekannt. Man unterscheidet verschiedene Formen der Glomerulonephritis, die durch verschiedene Schweregrade und Verlaufsformen der Nierenschädigung charakterisiert sind.
- **Pyelonephritis (15%):** Eine Nierenbeckenentzündung wird durch Infektionen des Nierenbeckens mit Bakterien hervorgerufen. Meist erreichen die Erreger die Niere über die Harnblase. Anzeichen für die Nierenbeckenentzündung sind plötzlich ansteigendes Fieber, Schüttelfrost und Appetitlosigkeit, verbunden mit heftigem Flankenschmerz. Wenn die akute Nierenbeckenentzündung nicht richtig ausheilt oder sich oft wiederholt, entwickelt sich daraus eine chronische Pyelonephritis mit zunehmendem Verlust von Nierengewebe und langsam abnehmender Funktionstüchtigkeit der Nieren.
- **Analgetika-Niere (11%):** Übermäßiger und langjähriger Gebrauch bestimmter Schmerzmitteln (zum Beispiel Phenacetin) können ein Nierenversagen verursachen.
- **Nephrosklerose (10%):** Lange bestehender Bluthochdruck (>140 mm Hg systolisch) kann zu einer irreversiblen Schädigung der Nieren führen. Die Erkrankung verläuft oft schleichend.
- **Zystennieren (8%):** Erblich bedingt bilden sich zahlreiche unterschiedlich große, wassergefüllte Hohlräume (Zysten), die an beiden Nieren schrittweise das funktionstüchtige Nierengewebe verdrängen. Die Nieren können durch das Wachstum der Zysten mehrere Kilogramm schwer werden. Von Zystennieren müssen Nierenzysten unterschieden werden. Nierenzysten

treten einzeln auf, können zwar ein Druckgefühl oder gelegentlich Schmerzen verursachen, beeinträchtigen aber die Nierenfunktion in der Regel nicht.

▶ **Schrumpfniere:** Diese angeborene oder erworbene Nierenerkrankung kann Folge einer Engstelle am Abgang der Nierenarterie sein, wodurch die Blutzufuhr reduziert wird. Nierengewebe stirbt ab und die Niere verliert an Größe, beziehungsweise schrumpft. Die Schrumpfniere stellt den Endzustand jeder chronischen Nierenerkrankung dar.

▶ **Hydronephrose:** Die Wassersackniere entsteht infolge einer Störung des Harnabflusses aus dem Nierenbecken und dem daraus resultierenden Urinstau. Der von der Niere weiter produzierte Urin dehnt das Nierenbecken und übt Druck auf das Nierengewebe aus. Durch den lang anhaltenden Druck wird das Nierengewebe dauerhaft geschädigt. Ursachen können Harnsteine, Narben (zum Beispiel nach Bestrahlung) oder auch ein langandauernder Harnrückfluss (vesico-urethraler Reflux) aus der Blase sein.

Nierenerkrankungen können sich sehr unterschiedlich ankündigen; Schmerzen, Fieber, Blutdruckanstieg, Blut im Urin und Ödeme stellen häufig beobachtete Symptome dar. Zuerst muss die Ursache der Nierenfunktionsstörung beseitigt werden, indem der Blutdruck beziehungsweise der Blutzucker eingestellt, Antibiotika gegeben oder operative Maßnahmen ergriffen werden. Falls die Nierenerkrankung soweit fortgeschritten ist, dass eine Heilung nicht mehr möglich ist, kann dennoch der weitere Krankheitsverlauf durch regelmäßige ärztliche Behandlung positiv beeinflusst werden.

Der Nachweis einer Nierenerkrankung kann durch verschiedene Untersuchungsmethoden erfolgen. Im Rahmen eines ausführlichen Gesprächs mit dem Patienten (Anamnese) erhält der behandelnde Arzt Informationen über mögliche erbliche Belastungen, vorbestehende Krankheiten und den Beginn der Erkrankung und der Beschwerden. Weitere Hinweise liefern die körperliche Untersuchung, Hautbeschaffenheit, Schwellungen (Ödeme), Schmerzpunkte und sonstige klinische Auffälligkeiten. Vom Patienten selbst bemerkte Veränderungen in der Färbung des Urins und in der Frequenz des Wasserlassens können dem Arzt bei der Diagnose und Behandlung helfen. Durch die Untersuchung von Blut und Urin wird die Entgiftungsleistung der Niere (Ausscheidung von Kreatinin und Harnstoff) bestimmt. Im Rahmen einer Ultraschalluntersuchung können Größe, Form und Lage der Nieren festgestellt werden. Ebenso können Harnsteine, Tumore und Urinstau und mit aufwendigeren Geräten (Duplex) sogar das Ausmaß der Durchblutung der Niere erkannt werden. Mit der Röntgendiagnostik werden zusätzliche Informationen über Nierenbecken, Urinabfluss und Harnleiterbeschaffenheit gewonnen. Trotz der umfangreichen Untersuchungsmöglichkeiten kann aber häufig nur durch eine Nierenpunktion (Biopsie), bei der ein kleiner Gewebezylinder entnommen wird, die endgültige Diagnose der Nierenerkrankung gestellt werden.

Während des Krankheitsverlaufs verliert die Niere ihre Fähigkeit zur Konzentration des Urins und zur Ausscheidung giftiger Stoffe. Für einige Monate bis Jahre reicht die Restfunktion der Nieren noch aus, die betroffenen Patienten vor der Dialyse zu bewahren **(Stadium der Kompensation)**. Allerdings sind die derart geschädigten Nieren nicht mehr in der Lage, alle Funktionen zu erfüllen. Es kommt unter anderem zu Störungen des Säure-Basen-Haushaltes und des Phosphatstoffwechsels. Stoffwechselprodukte sammeln sich im Körper an, die Leistungsfähigkeit nimmt weiter ab. Bei weiterer Schädigung der Nieren kann auch die Flüssigkeitsausscheidung nicht mehr aufrechterhalten werden. Die Körperflüssigkeit, die nicht mehr ausgeschieden werden kann, lagert sich im Gewebe (Ödem) und in der Lunge (Stauungslunge) ab **(Stadium der Dekompensation)**. Wenn die Nierenfunktion ganz versagt, bildet sich das Vollbild einer Harnvergiftung (Urämie) aus. Die giftigen Stoffwechselprodukte schädigen das Herz, das zentrale Nervensystem, die Magen- und Darmschleimhäute und die Blutgerinnung. Unbehandelt führt die Urämie zum Tod. Als Behandlungsmöglichkeiten bleiben die Hämodialyse (Blutwäsche), Peritonealdialyse (Bauchfellwäsche) oder die **Nierentransplantation** (Abb. 5).

> **Viele Erkrankungen können zum Verlust der Nieren führen. Meist verlaufen die Erkrankungen über eine lange Zeit. Die frühzeitige Erkennung und Behandlung ist sehr wichtig.**

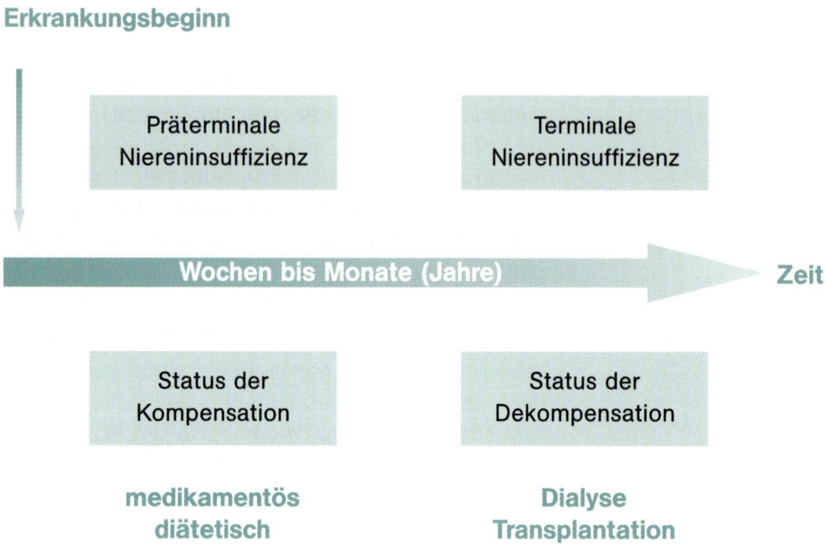

Erkrankungsbeginn

| Präterminale Niereninsuffizienz | | Terminale Niereninsuffizienz |

Wochen bis Monate (Jahre) → **Zeit**

| Status der Kompensation | | Status der Dekompensation |

medikamentös
diätetisch

Dialyse
Transplantation

Abb. 5: Schematischer Verlauf einer Nierenerkrankung

4. GESCHICHTE DER NIERENTRANSPLANTATION

Den ersten wichtigen Schritt in der Entwicklung der Nierentransplantation machte der Chirurg Emmerich Ullmann 1902 in Wien mit der ersten technisch erfolgreichen experimentellen Nierentransplantation bei einem Hund. In den nächsten Jahren transplantierten Jaboulay 1906 und der Chirurg Unger in Berlin 1909 Nieren von einer Ziege beziehungsweise von einem Affen auf Menschen. Diese Operationen erfüllten zwar die technischen Voraussetzungen, aber eine langfristige Nierenfunktion blieb infolge von Abstoßungsreaktionen aus. Die ersten Nierentransplantationen von Mensch zu Mensch wurden zwischen 1933 und 1949 vom russischen Chirurgen Voronoy in Kiew durchgeführt. Aber auch diese Versuche scheiterten an der noch nicht beeinflussbaren Gewebeunverträglichkeit. Es sollte noch mehrere Jahrzehnte dauern, bis diese Barriere überschritten werden konnte.

Zu Beginn der fünfziger Jahre erwachte erneut das Interesse an der Nierentransplantation. Der Amerikaner Hume erkannte 1953 als Voraussetzung für eine erfolgreiche Nierentransplantation die Notwendigkeit, dass die Blutgruppen übereinstimmten. So glückte Murray am 23. Dezember 1954 in Boston/USA die erste Transplantation einer Niere von einem Zwilling auf den niereninsuffizienten anderen Zwilling. Um das Abwehrsystems zu hemmen und damit eine Abstoßung der transplantierten Nieren zu verhindern, waren damals allerdings Ganzkörperbestrahlung und hochdosierte Kortisongaben unvermeidbar. Erst die Einführung von Azathioprin (Imurek®) im Jahre 1962 brachte die Transplantation aus dem Experimentalstadium in die Klinik.

Seit Mitte der sechziger Jahre wurden zunehmend Leichennieren transplantiert. Die Entdeckung der Gewebemerkmale und die Einführung von Konservierungslösungen, in denen entnommene Nieren über größere Entfernungen ohne Schaden transportiert werden konnten, kennzeichneten die Entwicklung der nächsten zehn Jahre. Parallel zur Etablierung der Nierentransplantation wurde allerdings auch die Technik der Blutwäsche verbessert und überall entstanden Dialysezentren.

1976 wurde der Wirkstoff Ciclosporin (Sandimmun Optoral®) von Borel entdeckt. Die klinische Einführung dieses Medikaments erfolgte wenige Jahre später. Von nun an entwickelte sich die Nierentransplantation unaufhaltsam zu einem Routineverfahren mit einer wirksamen, aber verträglichen Immunsuppression. Seit 1990 produziert die pharmazeutische Industrie laufend neue zusätzliche Immunsuppressiva (Tacrolimus/Prograf®, Mycophenolat

Mofetil/CellCept®, Sirolimus/Rapamune®), die es ermöglichen, für jeden Patienten ein maßgeschneidertes immunsuppressives Protokoll mit möglichst geringen Nebenwirkungen zu entwerfen. Die zunehmend besseren Ergebnisse der Nierentransplantation führten dazu, dass immer mehr Patienten für diese Operation in Frage kamen und daher die Wartelisten der einzelnen Transplantationszentren ständig vergrößert wurden. Da allerdings seit Mitte der neunziger Jahre insgesamt die Anzahl der Spender gleich bleibt, geht diese Entwicklung mit einer beunruhigenden Organknappheit und einer immer länger werdenden Wartezeit einher.

Weltweit wurden in über 500 Zentren bisher mehr als 500 000 Nierentransplantationen durchgeführt. Allein in Deutschland befinden sich circa 10 000 Patienten auf der Warteliste. Bei insgesamt 46 000 dialysepflichtigen Patienten im Jahr 2001 wurden 2 350 Nieren transplantiert. Die längste bekannte Transplantatfunktion einer Niere beträgt derzeit 38 Jahre.

5. TRANSPLANTATIONSGESETZ (TPG)

Am 1.12.1997 wurde das deutsche Transplantationsgesetz vom Bundestag mit breiter Mehrheit verabschiedet. Es definiert die rechtlichen Grundlagen von Organentnahme und Transplantation und verbietet jeglichen Organhandel. So soll der Bevölkerung eine größere Sicherheit vermittelt werden. In Deutschland ist die erweiterte Zustimmungslösung gültig. Das heißt, der Wille des potentiellen Organspenders wird entweder durch einen Spenderausweis belegt oder im Gespräch mit den Angehörigen als mutmaßlicher Wille festgestellt. Die Hirntoddiagnostik sowie die Bedingungen für eine Organtransplantation sind genau geregelt. Bei Missachtung des Gesetzes drohen hohe Strafen. Weiterführende Informationen sind zum Beispiel über das Infotelefon erhältlich (Tel. 0800 – 9 04 04 00), (DSO und Bundeszentrale für gesundheitliche Aufklärung Mo. – Do. 9 – 18 Uhr, Fr. 9 – 16 Uhr).

5.1 Organspende

Jeder Bundesbürger sollte immer einen ausgefüllten Spenderausweis mit sich führen. Mit dem Ausweis kann neben dem Willen zur Organspende auch dokumentiert werden, wenn man im Todesfall keine oder nur bestimmte Organe spenden möchte. Im Anhang dieses Buches finden Sie solche Ausweise. Sie sind außerdem in Apotheken, bei Behörden und in vielen Arztpraxen zu bekommen. Da es keine zentrale Erfassung potentieller Organspender gibt, kann die Spenderbereitschaft jederzeit widerrufen und der Ausweis vernichtet werden. Eine Ablehnung gilt frühestens ab dem 14. Lebensjahr, eine Zustimmung ab dem 16. Lebensjahr. Außer bei einer Lebendspende hat man keinen Einfluss auf die Vergabe der Organe, das Gesetz verpflichtet die Transplantationszentren zu striktem Datenschutz und zur Wahrung der Anonymität des Spenders **(Abb. 6)**.

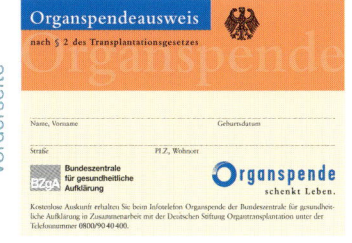 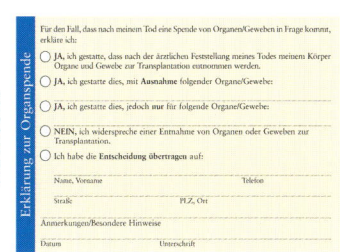

Abb. 6: Spenderausweis

5.2 Hirntodfeststellung

Jeder mögliche Organspender wird intensivmedizinisch behandelt. Meist wird er in lebensgefährlichem Zustand nach einer Hirnblutung, einem schweren Unfall oder einem Herzinfarkt in die Klinik beziehungsweise in die Intensivstation eingeliefert. Dort wird er beatmet und es wird um sein Überleben gerungen. Wenn sich zeigt, dass das Gehirn trotzdem unwiderruflich seine Arbeit eingestellt hat, wird von zwei Ärzten, die keinem Transplantationsteam oder Transplantationszentrum angehören dürfen, der Hirntod festgestellt. Der Hirntod stellt das unwiderrufliche Erlöschen der Gehirnfunktion (Fühlen, Denken, Erfahren) und somit den Tod des Menschen dar. Dies geschieht in zahlreichen Untersuchungen, die von der Bundesärztekammer verpflichtend vorgeschrieben und nach dem aktuellen Stand der Hirnforschung ausgerichtet sind. Angehörige, die vom behandelnden Intensivarzt vom eingetretenen Tod unterrichtet und um eine Organspende gebeten werden, können an der Hirntoddiagnostik teilnehmen.

> **Der Hirntod ist der Tod des Menschen.**

5.3 Organentnahme

Nach der Feststellung des Hirntods wird ein Patient, der nach Ermessen der zuständigen Ärzte für eine Organspende in Frage kommt, dem zuständigen Transplantationszentrum oder der Deutschen Stiftung Organtransplantation (DSO) gemeldet. Über die Zustimmung zur Organentnahme entscheiden die Angehörigen.

Die Reihenfolge der „nächsten Angehörigen" wurde wie folgt festgelegt:
- Ehegatten/Lebenspartner
- volljährige Kinder
- Eltern
- volljährige Geschwister
- Großeltern

> **Jeder Bundesbürger sollte immer einen ausgefüllten Spenderausweis mit sich führen.**

> **Die Frage einer möglichen Organspende sollte in den Familien schon zu Lebzeiten diskutiert werden.**

Sie sollten nach Vorschrift des Transplantationsgesetzes in den letzten Jahren mit dem Verstorbenen in Kontakt gestanden haben.

Da in Deutschland die Zustimmungslösung gilt, muss der mutmaßliche Wille des Verstorbenen festgestellt werden. Hat er einen ausgefüllten Spenderausweis bei sich oder in anderer Weise schriftlich seinen Willen hinterlassen, wird den Angehörigen die Entscheidung erleichtert. Wenn sie keine Bedenken äußern, wird der geplante Umfang der Organentnahme vom Arzt dokumentiert und die Namen der Beteiligten und das Ergebnis des Gesprächs aufgezeichnet, damit der korrekte Ablauf gewährleistet ist. Kein Arzt wird sich über die Wünsche der oft traumatisierten Angehörigen hinwegsetzen! Deshalb ist es wichtig, rechtzeitig über eine Organspende zu sprechen. Wird der Organspende nicht zugestimmt, werden die herzkreislaufunterstützenden Maßnahmen eingestellt.

5.4 Lebendspende

Der große Mangel an so dringend benötigten Organen und die Erfahrung, dass man auch mit nur einer Niere gut leben kann, führten dazu, dass das Transplantationsgesetz unter bestimmten Umständen auch eine Lebendnierenspende erlaubt. Hierzu müssen folgende Bedingungen erfüllt sein:

- ▶ Der Organspender muss volljährig und einwilligungsfähig sein und seine Zusage freiwillig geben.
- ▶ Er darf nur spenden, wenn er nach vorheriger ärztlicher Untersuchung geeignet ist und nicht über das Operationsrisiko hinaus gefährdet wird.
- ▶ Die Übertragung ist nur erlaubt, wenn bei dem Empfänger eine Verschlechterung seines

Leidens verhütet, das Leben gerettet oder die Krankheit geheilt werden kann.
▶ Die Organspende darf nur erfolgen, wenn für den Empfänger zum Zeitpunkt der Transplantation kein anderes geeignetes Spenderorgan zur Verfügung steht.

Kein Arzt wird sich über die Wünsche der Angehörigen hinwegsetzen!

Als Organspender sind nur erlaubt:
- Verwandte 1. und 2. Grades
- Ehegatten/Lebensgefährten
- Personen, die dem Spender „in besonderer persönlicher Verbundenheit offenkundig nahe stehen".

Das Transplantationsgesetz hat Ethikkommissionen bei den Landesärztekammern vorgeschrieben, die die Freiwilligkeit und Unentgeltlichkeit einer möglichen Organspende prüfen. Sie wurden in den meisten Bundesländern bereits eingerichtet. Da sie nach landesrechtlichen Geschäftsordnungen arbeiten, sind sie unterschiedlich organisiert. In Bayern etwa hat jedes Transplantationszentrum seine unabhängige Kommission, in Nordrhein-Westfalen gibt es regionale Zuständigkeiten. In jeder Ethikkommission aber sitzen drei Personen, die mehrheitlich befinden müssen.

Zu der Kommission gehören:
▶ eine Ärztin/ein Arzt (gehört nicht zum Transplantationsteam)
▶ eine Juristin/ein Jurist mit der Befähigung zum Richteramt
▶ eine in psychologischen Dingen erfahrene Person

Spender und Empfänger eines Organs müssen sich in den meisten Fällen der Ethikkommission persönlich vorstellen. Die Entscheidungen der Kommission werden mehrheitlich getroffen. Die letzte

Entscheidung liegt allerdings beim transplantierenden Chirurgen, der auch bei einem positiven Votum der Ethikkommission eine Transplantation ablehnen kann. Patienten haben die Möglichkeit, sich einer weiteren Kommission vorzustellen.

5.5 Organübertragung

Die Transplantation von Herz, Niere, Leber, Lunge, Bauchspeicheldrüse und Darm ist nur an zugelassenen Transplantationszentren erlaubt. Die Dokumentation der Transplantation erfolgt über eine Kennnummer (ET-Nr. bei Eurotransplant/Leiden, Holland).

In den Transplantationszentren werden die Wartelisten der Patienten geführt. Vom dortigen Ärzteteam wird ermittelt, ob ein Patient transplantationsfähig ist. Zusätzlich wird vom Transplantationsgesetz die Aufgabe der Koordinationszentren (die Deutsche Stiftung für Organtransplantation ist der Mittler zwischen Spenderkrankenhaus, Eurotransplant und dem Transplantationszentrum) festgelegt.

5.6 Meldungen an Eurotransplant

Persönliche und medizinische Daten eines potentiellen Empfängers werden über eine verschlüsselte ET-Nummer an Eurotransplant weitergegeben. Eine schriftliche Einverständniserklärung des Empfängers über die Weitergabe der persönlichen und medizinischen Daten vom Dialysezentrum an das Transplantationszentrum und an Eurotransplant muss vorliegen.

5.7 Organhandel

Der Handel mit Organen ist strikt verboten. Jede Art, auch schon der Versuch des Organhandels, ist laut TPG sowohl für den Arzt als auch für den Patienten strafbar. Zuwiderhandlungen werden mit Freiheitsstrafen bis zu fünf Jahren oder Geldstrafen geahndet. Gewerbsmäßige Entnahme wird mit ein bis fünf Jahren, Leichenorganentnahme mit bis zu drei Jahren und Lebendspende mit bis zu fünf Jahren Freiheitsstrafe oder mit Geldbuße geahndet.

6. RICHTLINIEN DER BUNDESÄRZTEKAMMER

In Ergänzung zum Transplantationsgesetz wurden von der Bundesärztekammer Richtlinien für die Warteliste und die Vermittlung von Organen herausgegeben (13.11.1999).

6.1 Richtlinien für die Organvermittlung

Die Grundlagen der Organvermittlung sind durch das Transplantationsgesetz geregelt. Die Organvermittlung darf nur über Eurotransplant erfolgen. Für jedes Spenderorgan wird dort anhand der vorliegenden Patientendaten per Computer eine eigene Rangliste erstellt. Steht eine Niere zur Verfügung, werden die Transplantationszentren der einzelnen Patienten in der Reihenfolge der Rangliste informiert. Die dortigen Ärzte prüfen nun die Transplantationsfähigkeit des potentiellen Empfängers sowie die Qualität des vermittelten Organs. Liegt ein adäquates Spenderorgan vor und ist der Patient mit einem vertretbaren Risiko transplantabel, wird das Organ angenommen. Besteht beim Empfänger eine Kontraindikation für den geplanten Eingriff, so wird das Organ von Eurotransplant dem nächsten Patienten auf der Warteliste angeboten.

6.2 Voraussetzung für die Organtransplantation

Voraussetzung für die Organtransplantation ist die Verträglichkeit der Blutgruppen (A-B-0-System) von Spender und Empfänger. Um eine gleichmäßige Verteilung zu gewährleisten, erfolgt die Auswahl zu transplantierender Empfänger nach den folgenden Regeln **(Abb. 7)**.

Spender Blutgruppe		Empfänger Blutgruppe
0	→	0
A	→	A, AB
B	→	B, AB
AB	→	AB

Abb. 7: Kompatible Blutgruppen: Spender versus Empfänger

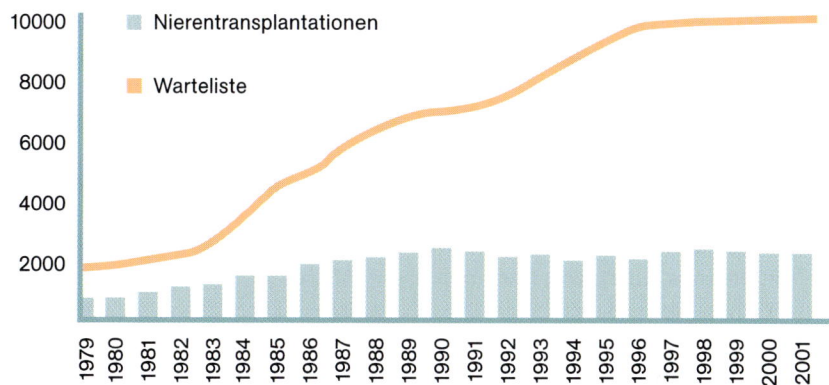

Abb. 8: Diskrepanz zwischen Patienten auf der Warteliste für eine Nierentransplantation und durchgeführten Transplantationen in Deutschland (DSO 2001)

6.3 Warteliste

Durch die Etablierung der Organtransplantation als Therapie der Wahl für Patienten mit endgültigem Nierenversagen wuchsen die Patientenzahlen auf den Wartelisten von Eurotransplant ständig an. Leider stagniert die Transplantationsfrequenz seit 1991. Diese Entwicklung verschärft die Diskrepanz zwischen der kontinuierlich steigenden Anzahl von Patienten auf den Wartelisten und den durchgeführten Transplantationen. An dieser Situation hat auch das am 1. Dezember 1997 in Kraft gesetzte Transplantationsgesetz in Deutschland bislang nichts geändert. Von einer bedarfsgerechten Versorgung der schwerkranken Patienten auf den Wartelisten zur Organtransplantation ist man weit entfernt, so dass im Jahr 2001 in Deutschland 10000 dialysepflichtige Patienten auf eine Niere warteten **(Abb. 8)**, aber nur 2350 transplantiert werden konnten.

> **Von einer bedarfsgerechten Versorgung der schwerkranken Patienten auf den Wartelisten zur Organtransplantation ist man weit entfernt, so dass im Jahr 2001 in Deutschland über 10000 dialysepflichtige Patienten auf eine Niere warteten (Abb. 8), aber nur 2350 transplantiert werden konnten.**

Inzwischen wurden verschiedene Programme etabliert, um die Anzahl der verfügbaren Spenderorgane zu erhöhen. So wird jeder hirntote Patient dem Transplantationsbeauftragten der Klinik gemeldet und die Bereitschaft zur Organspende abgeklärt.

Vor Aufnahme auf die Warteliste müssen folgende Bedingungen erfüllt sein:
- nicht rückbildungsfähiges terminales Nierenversagen, das eine Nierentransplantation erforderlich macht oder machen wird
- chronisches Transplantatversagen nach erfolgter Transplantation.

Vor der Aufnahme auf die Warteliste führt der behandelnde Arzt mit dem Patienten ein ausführliches Aufklärungsgespräch, welches die folgenden Punkte umfasst:
- Risiken und Erfolgsaussichten der Transplantation
- operativ-technische Probleme
- medizinische, soziale und psychische Auswirkungen
- Immunsuppression und Nebenwirkungen
- Notwendigkeit regelmäßiger Kontrolluntersuchungen nach erfolgter Transplantation.

Eine Aufnahme auf die Warteliste kann nicht erfolgen bei:
- nicht heilbaren bösartigen Erkrankungen
- klinisch manifesten Infektionserkrankungen
- AIDS
- schwerwiegenden zusätzlichen Erkrankungen (Herz-, Gefäß-, Bronchial-, Lungen-, Lebererkrankungen), die ein lebensbedrohliches Risiko bei der Transplantation darstellen.

Während der Wartezeit sollte an folgende Punkte gedacht werden:
- regelmäßige Überprüfung der Indikation zur Transplantation sowie der Entscheidung des Patienten zur Transplantation
- regelmäßige ambulante Kontrolluntersuchungen (alle 3 Monate)
- regelmäßige An- beziehungsweise Abmeldung (zum Beispiel bei Urlaub oder Krankheit)
- Information des Patienten über seinen Status (zum Beispiel T/Transplantabel oder NT/Nicht Transplantabel) auf der Warteliste.

Während der Wartezeit auf ein passendes Spenderorgan ist eine regelmäßige ärztliche Untersuchung in mindestens dreimonatigen Abständen erforderlich.

> **Der Patient auf der Warteliste muss Tag und Nacht telefonisch über Mobilfunk oder Festnetz erreichbar sein.**

Wesentliche Veränderungen wie das Auftreten eines Herzinfarktes oder einer Tumorerkrankung können dazu führen, dass ein Patient als nicht transplantabel (NT) eingestuft oder ganz von der Warteliste genommen werden muss.

Wenn ein passendes Spenderorgan angeboten wird, ist es außerordentlich wichtig, dass der Patient ohne Verzögerung benachrichtigt werden kann. Deshalb muss er immer erreichbar sein; jede Änderung der Telefonnummern (Festnetz und Mobiltelefon), des City-Funks oder auch der Nummern nahestehender Verwandter sind sofort dem Transplantationszentrum zu melden. Da der Erfolg der Transplantation direkt mit der kalten Konservierungszeit des Organs zusammenhängt, Zeit also eine erhebliche Rolle spielt, wird die Niere dem nächsten Patienten auf der Liste angeboten, falls der Organempfänger nicht erreichbar ist.

Problematische Gedanken beim Warten

Die Wartezeit ist für viele Menschen sehr belastend – zum Beispiel, wenn Probleme mit dem Shunt auftreten, wenn die Dialyse sie sehr ermüdet oder sie aus dem gewohnten Berufs- und Familienleben entfernt. Sexuelle Kontakte werden schwierig, an Schwangerschaft ist kaum zu denken.

Erst wenn die Entscheidung zur Transplantation feststeht, wird manchem zu seinem Erschrecken klar, dass eine neue Niere – wenn keine Lebendnierenspende möglich oder gewünscht ist – immer mit dem Tod eines fremden Menschen verbunden ist. Die Wartezeit sollte man deshalb für vorbereitende Gedanken nutzen. Es muss jedem Nierenempfänger klar sein, dass niemand für ihn stirbt, sondern dass es das traurige Schicksal eines Menschen ist zu sterben, und das glückliche Schicksal des anderen, mit einem seiner Organe weiterzuleben. Niemand wird in Deutschland

> **Vor der Aufnahme auf die Warteliste wägt der Arzt den Nutzen der Transplantation gegen das mögliche Risiko für den Patienten ab.**

unfreiwillig zum Organspender. Wenn kein Organspendeausweis vorliegt, werden die Angehörigen zum mutmaßlichen Willen des Toten befragt. Gegen den ausdrücklichen Willen der Angehörigen wird kein Arzt ein Organ entnehmen.

6.4 Prinzip der Warteliste

Nach dem Transplantationsgesetz wird entsprechend dem Auswahlverfahren jedem Patienten ein bestimmtes Organ zugeteilt. Die Auswahl erfolgt mit einem computerunterstützten System durch Eurotransplant in Leiden. Jeder Patient auf der Warteliste zur Nierentransplantation bekommt Punkte in Abhängigkeit von der Wartezeit, einem Regionalfaktor, sowie der Übereinstimmung der Gewebemerkmale (Transplantationsantigene). Besonders berücksichtigt werden Kinder als Organempfänger oder Patienten mit besonders seltenen Gewebemerkmalen. Der Patient mit der höchsten Punktzahl bekommt als erster das Organangebot. Für jede zur Organtransplantation entnommene Niere erfolgt dieses Auswahlverfahren erneut. Die Wartezeit auf ein Organ kann zwischen wenigen Tagen bis zu mehreren Jahren liegen. Nach dem Transplantationsgesetz hat jeder Patient das Anrecht, seine Position auf der Warteliste zu erfragen. Diese Anfragen können schriftlich an Eurotransplant in Leiden gestellt werden (Adresse im Anhang). Da aber die Position auf der Warteliste sich stündlich mit jeder neu angebotenen Niere ändert, sind diese Anfragen medizinisch und auch organisatorisch weder praktikabel noch sinnvoll.

6.5 Bestimmung der Position auf der Warteliste

Die Position auf der Warteliste wird bei jedem Nierenangebot nach folgenden Kriterien berechnet (nach den Richtlinien der Bundesärztekammer):

- ▶ **Grad der Übereinstimmung der Transplantationsantigene (40% Gewichtung):** Im Hinblick auf den langfristigen Transplantationserfolg ist eine möglichst weitgehende Übereinstimmung der Gewebemerkmale (Human Lymphocytic Antigen = HLA-Merkmale) anzustreben. Berücksichtigt und in einer Punktzahl ausgedrückt wird bei der Organverteilung die Summe der „Mismatches" (Nicht-Übereinstimmungen) der Antigene des HLA-A, HLA-B und HLA-DR Locus beziehungsweise die Anzahl der zwischen Spender und Empfänger übereinstimmenden HLA-Antigene (Gewebemerkmale).

- ▶ **Mismatch-Wahrscheinlichkeit (10% Gewichtung):** Die Mismatch-Wahrscheinlichkeit (Probability) bezeichnet die errechnete Wahrscheinlichkeit, ein weitgehend in den HLA-Merkmalen übereinstimmendes Organ angeboten zu bekommen. Grundlage für die Berechnung ist die Verteilung der HLA-Merkmale in der Bevölkerung.

▶ **Wartezeit (30% Gewichtung):** Die Wartezeit beginnt auch bei späterer Anmeldung mit dem ersten Tag der Nierenersatztherapie (Dialyse). Sie ist ein Dringlichkeitsfaktor bei der Organ-Allokation. Die Wartezeit wird in Tagen berechnet, es werden derzeit bis zu sechs Jahre Wartezeit angerechnet.

▶ **Konservierungszeit (20% Gewichtung):** Um eine möglichst kurze Konservierungs- und Transportzeit anzustreben, wird die Lage des Spender- und des Empfängerzentrums bei der Organ-Allokation berücksichtigt. Eine sofortige und adäquate Funktionsaufnahme des Transplantats ist ein entscheidender Vorteil für einen langfristigen Transplantationserfolg. Neben spenderseitigen Faktoren (zum Beispiel Alter und Funktionszustand der Spendernieren zum Zeitpunkt der Organentnahme) und der warmen Ischämiezeit (warme Konservierungszeit bis zum Erreichen von 4°C) ist die spontane Funktionsaufnahme auch von der Dauer der Konservierungszeit („kalte Ischämiezeit") bei 4°C abhängig.

Bei jedem Organangebot wird eine Liste mit einer Reihenfolge nach den genannten Allokationskriterien durch ein Punktesystem erstellt. Nur innerhalb dieser Liste kann eine Position auf der „Warteliste" bestimmt werden. Bei jedem neuen Organangebot an Eurotransplant wird die Position innerhalb der Warteliste neu berechnet **(Abb. 9)**.

	Gewichtung	Punkte
Grad der Übereinstimmung	40%	
Mismatch	10%	
Wartezeit (max. 6 Jahre)	30%	
Konservierungszeit	20%	
Summe		

Abb. 9: Zusammensetzung der Position auf der Warteliste nach jedem neuen Organangebot

7. VOR AUFNAHME AUF DIE WARTELISTE

Gründe für die Aufnahme

Indikation zur Nierentransplantation ist das nicht rückbildungsfähige, endgültige (terminale) Nierenversagen, das zur Erhaltung des Lebens eine Dialysebehandlung erforderlich macht oder in Kürze erforderlich machen wird. Letzteres gilt vor allem für Kinder, geplante Lebendspenden und ein chronisches Transplantatversagen nach bereits erfolgter Transplantation. Definitionsgemäß ist eine Dialysebehandlung „in Kürze erforderlich", wenn bereits technische Voraussetzungen für eine Dialysebehandlung (zum Beispiel Anlegen eines Shunts oder Anlage eines Katheters zur Peritonealdialyse) getroffen werden müssen.

Der behandelnde Nephrologe und der Patient sollten gemeinsam entscheiden, ob eine Nierentransplantation als Therapieoption in Frage kommt. Die Entscheidung, ob ein Patient aus medizinischer Sicht für eine Nierentransplantation geeignet ist, wird vom zuständigen Chirurgen des Transplantationszentrums getroffen. Da die Nierentransplantation wie jeder ärztliche Eingriff gewisse Risiken und Nebenwirkungen mit sich bringt, muss der Patient schriftlich seine Einwilligung geben. Aufgrund des Organmangels ist mit Wartezeiten von mehreren Jahren zu rechnen (Durchschnitt fünf bis sechs Jahre im Jahr 2001), bis ein von den Transplantationsantigenen (Gewebemerkmale) passendes Spenderorgan verfügbar ist. Die Wartezeit gilt vom Zeitpunkt der ersten Dialyse an, unabhängig vom Zeitpunkt der tatsächlichen Anmeldung. Dennoch ist eine baldige Entscheidung zur Aufnahme auf die Warteliste anzustreben, da im Einzelfall eine Reihe von Voruntersuchungen notwendig sind, um das Risiko der Transplantation abschätzen und endgültig über die Aufnahme auf die Warteliste entscheiden zu können.

> **Die Wartezeit gilt vom Zeitpunkt der ersten Dialyse an, unabhängig vom Zeitpunkt der tatsächlichen Anmeldung.**

Programm für ältere Patienten

Für ältere dialysepflichtige Patienten wurde das Programm ESP (European Senior Programm) entworfen, um die Wartezeiten für diese Patienten zu verkürzen. Durch verschiedene Untersuchungen konnte gezeigt werden, dass gerade Nieren von älteren, über 65 Jahre alten Spendern eine sehr gute Funktion bei gleichaltrigen Empfängern haben können. Daher werden diese Nieren, die früher nicht mehr entnommen wurden, mittlerweile speziell älteren Patienten angeboten. Das Organangebot an den Empfänger richtet sich nicht nach der Übereinstimmung der Gewebemerkmale, sondern nur nach der Blutgruppe und Wartezeit. Entscheidend ist, dass die Nieren bei gegebener Blutgruppenkompatibilität und bei Vorliegen eines negativen „Cross match" mit einer kurzen Konservierungszeit transplantiert werden. Aus diesem Grund werden Nieren, die im Rahmen des ESP angeboten werden, bevorzugt regional transplantiert. Die kurze Konservierungszeit wirkt sich günstiger auf die Prognose des Transplantates aus als eine eventuelle bessere Übereinstimmung der Gewebemerkmale.

Untersuchungen vor der Aufnahme auf die Warteliste

Vor Aufnahme auf die Warteliste ist es wichtig zu klären, ob der Patient aus medizinischer Sicht für die Transplantation geeignet ist, das heißt, ob die Transplantation mit einem vertretbaren Risiko durchgeführt werden kann. Zunächst verschafft sich der Arzt einen Überblick über die Krankheitsgeschichte (Beginn und Verlauf der Nierenerkrankung) und die Begleiterkrankungen (Herz-, Kreislauf-, Lebererkrankungen etc.). Auch wenig beachtete Begleiterkrankungen müssen berücksichtigt werden, da diese gelegentlich unter immunsuppressiver Behandlung nach erfolgter Transplantation zu bedrohlichen

> **„** Durch verschiedene Untersuchungen konnte gezeigt werden, dass gerade Nieren von älteren, über 65 Jahre alten Spendern eine sehr gute Funktion bei gleichaltrigen Empfängern haben können. **"**

Komplikationen führen können. Anhand der Belastungsfähigkeit des Patienten im Alltag (Treppensteigen/Spaziergänge) verschafft sich der Arzt einen subjektiven Eindruck über den Allgemeinzustand des Patienten. Dieser subjektive Eindruck muss durch verschiedene Untersuchungen objektiviert werden. Hierzu werden unter anderem eine Röntgenaufnahme des Brustkorbes, ein EKG (gegebenenfalls ein Belastungs-EKG), eine Ultraschalluntersuchung des Herzens sowie ein Langzeit-EKG zur Beurteilung der Herz-Kreislaufsituation des Patienten durchgeführt.

Geschwüre und Tumoren im Magen-Darm-Trakt können durch eine Magen- beziehungsweise Dickdarmspiegelung ausgeschlossen werden. Mit Ultraschall wird der Bauch untersucht. Auf diese Weise können manifeste Unterbaucherkrankungen, Gallensteine und verschiedene andere Erkrankungen an den Organen des Bauchraumes entdeckt werden. Entzündliche Herde im Mund-Kiefer- und Hals-Nasen-Ohren-Bereich müssen durch Vorstellung bei den entsprechenden Fachärzten ausgeschlossen werden. Die Zähne müssen vor der Nierentransplantation gegebenenfalls saniert werden. Umfangreiche Untersuchungen des Blutes beziehungsweise des Urins dienen zum Ausschluss latenter Tumorerkrankungen und Infektionen **(Abb. 10)**.

Über die Entfernung von Zystennieren, insbesondere bei noch bestehender Restausscheidung, muss individuell entschieden werden. Denn oftmals entarten Zystennieren und entwickeln einen bösartigen Tumor. Zudem können Zystennieren durch Größenwachstum zu Problemen bei der Verdauung und zu Platzproblemen für die zu transplantierende Niere führen.

Eine Entfernung der Eigenniere kann auch bei entzündlich veränderten Schrumpfnieren oder bei medikamentös schwer einzustellendem Blutdruck erforderlich werden. Vor einer Transplantation müssen außerdem die arteriellen Gefäße im Becken- und Beinbereich beurteilt werden. Diese Untersuchungen sind insbesondere bei Patienten erforderlich, die über längere Zeit geraucht haben oder zuckerkrank sind. Es können erhebliche Verkalkungen oder sogar Verschlüsse von Gefäßen vorliegen, die zu Durchblutungsstörungen eines Beines nach der Transplantation führen oder sogar eine Nierentransplantation unmöglich machen. Falls eine Doppler- oder Duplexuntersuchung (Ultraschall) keine ausreichende Beurteilung zulässt, müssen zur weiteren Abklärung gegebenenfalls auch die Gefäße mit Röntgen-Kontrastmittel (Angiographie) dargestellt werden.

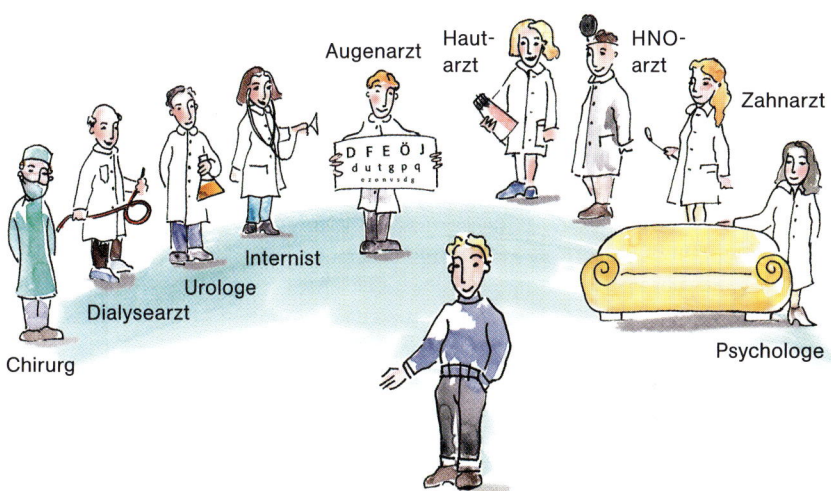

Abb. 10: Vor Aufnahme auf die Warteliste sind eine Reihe von Untersuchungen durchzuführen

> **Es können erhebliche Gefäßverkalkungen oder sogar Verschlüsse von Gefäßen vorliegen, die zu Durchblutungsstörungen eines Beines nach der Transplantation führen oder sogar eine Nierentransplantation unmöglich machen.**

Nachdem weitere Erkrankungen ausgeschlossen oder behandelt wurden, erfolgt eine Blutuntersuchung, mit der die Gewebemerkmale (HLA-Typisierung/-Bestimmung der Transplantationsantigene) bestimmt werden. Diese Untersuchung ist notwendig, um beim Auswahlverfahren das am besten passende Spenderorgan zu bekommen.

Auch psychiatrische oder psychosomatische Erkrankungen werden untersucht und behandelt. Einige Persönlichkeitsstörungen oder Suizidalität können Ausschlusskriterien sein. Sind alle Untersuchungen abgeschlossen, werden alle Ergebnisse zusammengestellt und dem Transplantationszentrum übergeben. Dort entscheidet ein Gremium aus Transplantationschirurgen, Nephrologen, Urologen und Narkoseärzten, ob der Patient auf die Warteliste aufgenommen werden kann.

Die Wartezeit
Während der Wartezeit müssen regelmäßig, etwa alle drei Monate, Kontrolluntersuchungen durchgeführt werden. Die Ergebnisse werden schriftlich an das Transplantationszentrum weitergeleitet. Patienten können bereits während der Wartezeit einen Beitrag zum Erfolg der Transplantation leisten. Sportliche Betätigung wie Schwimmen, Wandern, oder lange Spaziergänge halten während der Dialyse fit. Der Verzicht auf Nikotin und Alkohol vermindert die Infektanfälligkeit und verhindert das weitere Fortschreiten der Lungen-, Gefäß- und Leberschädigung.

Vorübergehende Erkrankungen, wie einen fieberhaften Infekt oder Bronchitis, sollten Sie unverzüglich Ihrem Transplantationszentrum melden. Das Transplantationszentrum meldet den Patienten dann als nicht transplantabel (NT=Nicht Transplantabel) und nach Genesung wieder als transplantabel (T). Dieses Vorgehen ist erforderlich, da eine Transplantation im akuten Infekt mit hohem Risiko verbunden ist. Zudem können unnötige, oftmals nächtliche Telefonate und lange teure Organtransporte, die lange Konservierungszeiten nach sich ziehen, vermieden werden. Wenn sich der Allgemeinzustand erheblich verschlechtert oder wesentliche Neuerkrankungen auftreten (Herzinfarkt, Lungenembolie, Tumorerkrankung, schwere Depressionen oder Essstörungen etc.) kann es erforderlich sein, einen Patienten zeitweise oder sogar dauerhaft von der Warteliste zu nehmen.

Ein Gremium aus Transplantationschirurgen, Nephrologen, Urologen und Narkoseärzten entscheidet, ob ein Patient auf die Warteliste aufgenommen werden kann.

Auch während der Wartezeit müssen Kontrolluntersuchungen in regelmäßigen Abständen erfolgen, da sich der Gesundheitszustand des Patienten verändern kann.

8. ORGANISATION UND KOORDINIERUNG DER ORGANSPENDE

Deutsche Stiftung für Organtransplantation (DSO)
Die DSO wurde 1984 gegründet und hat ihren Hauptsitz in Neu-Isenburg. Im Juli 2000 wurde die DSO auf der Basis des Transplantationsgesetzes vertraglich zur Koordinierungsstelle ernannt.

Die DSO übernimmt folgende Aufgaben:
- sie arbeitet eng mit den Transplantationszentren sowie mit den mehr als 1400 Kliniken in Deutschland, die eine Intensivstation haben, zusammen
- sie ist für die Organisation der Organspende in Deutschland verantwortlich
- sie ist ständiger Ansprechpartner der Krankenhäuser und sorgt für die Information der Mitarbeiter zu allen Fragen der Organspende
- sie stellt in einem jährlichen Bericht die Tätigkeit der Transplantationszentren in Deutschland zusammen.

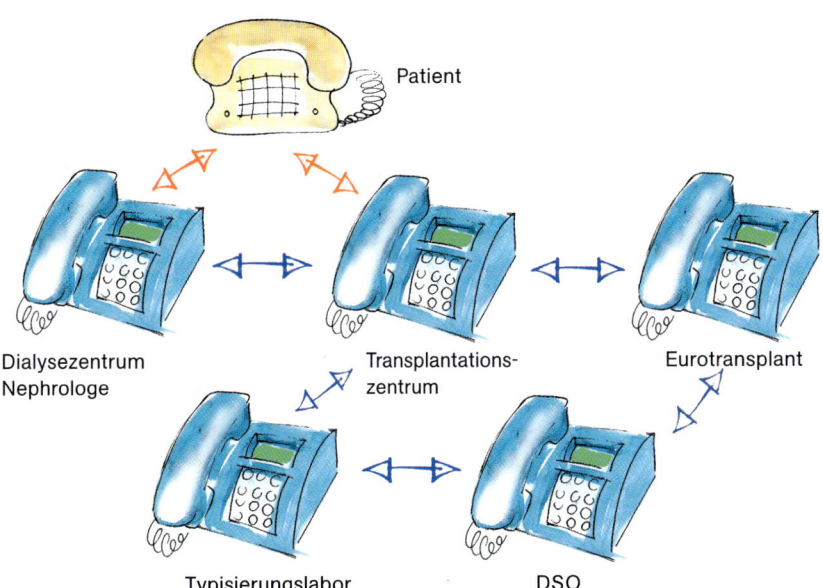

Abb. 11: Organisatorischer Ablauf einer Nierentransplantation

Die Mitarbeiter der DSO (Koordinatoren):
- veranlassen nach der Meldung eines möglichen Organspenders von einer Intensivstation alle nötigen Schritte für eine Organentnahme
- unterstützen Ärzte und Pflegepersonal auf der Intensivstation bei der Erfüllung der „Gemeinschaftsaufgabe Organspende"
- organisieren die Feststellung der Gewebemerkmale des Spenders, die Untersuchungen zum Schutz der Empfänger vor Übertragung von Krankheitserregern sowie den Transport der Spenderorgane zu den Empfängerzentren

Die Organisation der Organspende ist Aufgabe der DSO. Die Transplantationszentren sind daran nicht beteiligt.

Dialysepflichtige Patienten werden zur Aufnahme auf die Warteliste vom behandelnden Nephrologen oder dem Dialysezentrum mit den entsprechenden Untersuchungsergebnissen an das Transplantationszentrum gemeldet. Falls sich keine Kontraindikationen zur Nierentransplantation ergeben, wird eine Gewebetypisierung durchgeführt und der Patient bei Eurotransplant in Leiden angemeldet. Durch diese Zentralisierung der Empfängerdaten wurde die Möglichkeit geschaffen, die für den Patienten am besten passende Niere überregional zu finden. Die DSO organisiert die Organentnahme und Eurotransplant vermittelt die Organe an die Transplantationszentren. In **Abbildung 11** sind der Verlauf der Information und der Datentransfer schematisch dargestellt.

9. FESTSTELLUNG DES HIRNTODES

Das Gehirn nimmt unter den Organen des Körpers in vielfacher Hinsicht eine Sonderstellung ein. Obwohl das Gehirn bei einem 75 kg schweren Erwachsenen mit circa 1500 g nur etwa zwei Prozent der Körpermasse ausmacht, beansprucht es ein Fünftel (20 %) der gesamten Blutversorgung. Hirnzellen reagieren von allen Organen am empfindlichsten auf Sauerstoffmangel.

Der Begriff des Hirntodes ist für viele Menschen schwer zu verstehen und vielleicht auch beängstigend: Ein „hirntoter" Mensch unterscheidet sich äußerlich nicht von einem bewusstlosen Kranken – trotzdem ist er tot. Die moderne Intensivmedizin ermöglicht die langfristige Aufrechterhaltung körperlicher Funktionen wie Kreislauf und Atmung, selbst wenn das Gehirn als Steuerungszentrale aller Organe unwiderruflich ausgefallen ist.

Alle großen Religionen haben sich diesem Konzept mittlerweile angeschlossen. Insbesondere der Papst hat im Jahr 2000 zu diesem Thema einen umfassenden Vortrag gehalten und den Hirntod als unumkehrbaren Tod des Menschen bestätigt.

Durch den Stillstand der Hirndurchblutung (zum Beispiel durch eine Hirnschwellung nach Unfall) fallen alle Hirnfunktionen vollständig und endgültig aus, was in kürzester Zeit ohne unterstützende intensivmedizinische Maßnahmen zu einem Atem- und Kreislaufstillstand führt **(Abb. 12)**.

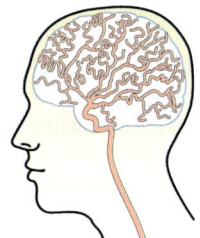
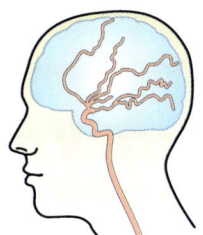
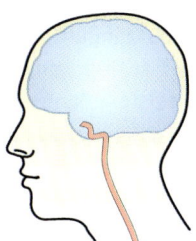

Normale Hirndurchblutung

Bei einer starken Hirnschwellung als Verletzungsfolge übersteigt der Druck im Hirnschädel den arteriellen Blutdruck.

Das Gehirn kann nicht mehr durchblutet werden

Abb. 12 Veränderung der Hirndurchblutung nach einem Unfall

Das Gehirn ist das übergeordnete Steuerungszentrum für alle Organe und Sitz des Denkens und Fühlens. Fällt es aus, können noch eine begrenzte Zeit verschiedene Körperfunktionen mit Maschinen und Medikamenten aufrecht erhalten werden, etwa Kreislauf, Herzschlag und Sauerstoffaufsättigung des Blutes. Die intensivmedizinische Behandlung verhindert beziehungsweise verlangsamt den Funktionsausfall von Herz, Lunge, Leber und Nieren und schafft so die Voraussetzungen für eine Organtransplantation. Mit dem totalen und unumkehrbaren Ausfall des Gehirns aber sind die für das Leben des Menschen unabdingbaren Voraussetzungen endgültig und unwiederbringlich erloschen. Das ist der Zeitpunkt für die Feststellung des Todes nach der Definition der Bundesärztekammer. Eine Fortsetzung der Intensivbehandlung kann danach keine Hilfe mehr bringen.

Entscheidung nach den Richtlinien der Bundesärztekammer
Die allgemeine Feststellung des Todes bei Stillstand von Atmung und Herzschlag kann von jedem Arzt vorgenommen werden. Die Feststellung des Hirntodes dagegen ist an besondere, unumgängliche Bedingungen gebunden. Die Untersuchungen müssen zwei erfahrene Ärzte (Intensivmediziner, Anästhesisten, Neurologen oder Neurochirurgen) unabhängig von den Transplantationszentren nach genauesten klinischen Vorschriften vornehmen und dokumentieren.

Ziel der Hirntod-Diagnostik ist es, ein zweifelsfreies Bild vom Zustand des Patienten zu bekommen. Zunächst muss die Ursache der tiefen Bewusstlosigkeit (Koma) geklärt werden. Erst wenn eine primäre Hirnschädigung (direkte Hirnschädigung zum Beispiel durch schwere Kopfverletzung) oder eine

> **Die intensivmedizinische Behandlung verhindert, beziehungsweise verlangsamt zwar den Funktionsausfall von Herz, Lunge, Leber und Nieren und schafft so die Voraussetzungen für eine Organtransplantation. Mit dem totalen und unumkehrbaren Ausfall des Gehirns aber sind die für das Leben des Menschen unabdingbaren Voraussetzungen endgültig und unwiederbringlich erloschen.**

sekundäre Hirnschädigung (indirekte Hirnschädigung als Folge einer anderen körperlichen Schädigung wie zum Beispiel Herzinfarkt) zweifelsfrei feststeht, darf die Hirntod-Diagnostik eingeleitet werden. Patienten, bei denen auch nur der geringste Anhalt für noch erhaltene Gehirnleistungen besteht, sind von der Hirntod-Diagnostik auszuschließen.

Feststellung klinischer Symptome
Die Funktion des Hirnstamms, welcher die meisten unbewussten Reaktionen steuert, wird mit der Prüfung von fünf verschiedenen Reflexen untersucht. Bei bewusstlosen, nicht hirntoten Patienten sind diese Reflexe auslösbar. Erst wenn sie ausgefallen sind, darf – um jede Gefährdung des Patienten auszuschließen – die Fähigkeit zur Eigenatmung mit dem Apnoe-Test geprüft werden.

▶ **Pupillenreflexe:** Im Normalfall sind beide Pupillen immer gleich weit und reagieren auch bei Komapatienten auf Licht mit einer Verengung. Bei hirntoten Patienten fehlt dieser Reflex, beide Pupillen reagieren nicht auf Lichtreize.

▶ **Puppenkopfphänomen:** Ist ein Patient bewusstlos, aber nicht hirntot, reagiert er auf das schnelle Drehen oder Kippen seines Kopfes mit einer langsamen Gegenbewegung der Augen. Bei einem Hirntoten bleiben die Augen während dieses Tests – wie bei einer Puppe – reaktionslos in ihrer Ausgangsstellung.

▶ **Hornhautreflex:** Sobald ein Fremdkörper die äußere Schicht des Auges berührt, schließen sich die Augenlider reflektorisch zum Schutz. Prüft ein Arzt diese Reaktion bei einem Hirntoten mit einem Wattestäbchen, erfolgt keinerlei Reaktion.

▶ **Schmerzreaktionen im Gesicht:** Auf Schmerzreize im Gesicht reagieren nicht hirntote Patienten auch im tiefen Koma mit erkennbaren Muskelzuckungen oder anderen Abwehrreaktionen der Kopf- und Gesichtsmuskulatur. Bei einem Hirntoten bleibt dieser Reflex aus.

▶ **Würg- und Hustenreflex:** Berührungen der hinteren Rachenwand lösen bei gesunden Menschen einen Würgereflex aus. Auch Bewusstlose zeigen diesen Würg- und Hustenreflex, hirntote Patienten nicht.

▶ **Ausfall der Spontanatmung (Apnoetest):** Das unbewusste Atmen, die Spontanatmung, ist ein lebenswichtiger Reflex. Mit dem so genannten

„Apnoe-Test" lässt sich zweifelsfrei feststellen, ob die Fähigkeit zur eigenständigen Atmung verloren gegangen ist. Hierzu wird der Patient mit zunächst 100 Prozent Sauerstoff beatmet. Anschließend wird die maschinelle Beatmung entfernt. Dabei steigt der Kohlendioxid-Gehalt im Blut stetig an. Dies ist für die Rezeptoren im Hirnstamm der stärkste Antrieb für eine Spontanatmung. In den Richtlinien der Bundesärztekammer wurde ein bestimmter Kohlendioxid-Mindestwert festgelegt, welcher erreicht werden muss, ohne dass ein spontaner Atemzug des Patienten erkennbar ist. Setzt die Eigenatmung nicht ein, nachdem dieser Wert erreicht ist, ist von einem vollständigen und unwiederbringlichen Ausfall des Atemzentrums auszugehen.

Zusätzlich zu diesen klinischen Untersuchungen können die Ergebnisse von Schnittbildverfahren des Gehirns, Gefäßdarstellung der Hirnarterien und Hirnstrommessungen in die Beurteilung einfließen (EEG, Angiographie, Computertomographie). Alle Ergebnisse werden in einem Protokoll von den beiden untersuchenden Ärzten dokumentiert. Falls zweifelsfrei der Hirntod vorliegt, wird anschließend eine Todesbescheinigung ausgestellt. Eine weitere Behandlung ist nicht mehr sinnvoll. Entweder wird dann die Therapie eingestellt oder die intensivmedizinischen Maßnahmen zur Stabilisierung der Organfunktion bis zur Organentnahme aufrecht erhalten.

10. ABLAUF EINER ORGANSPENDE

Nach Abschluss der Hirntoddiagnostik werden die nächsten Angehörigen des Patienten über den Tod informiert und zu ihrer Einstellung zur Organspende befragt. Erteilen sie unter Berücksichtigung des mutmaßlichen Patientenwillens beziehungsweise bei Vorliegen eines Spenderausweises die Zustimmung, so wird mit den Vorbereitungen zur Organentnahme begonnen.

Beispiel:
Vorgeschichte
Ein Patient mit schweren Hirnschäden wird auf der Intensivstation eingeliefert. Trotz größter Bemühungen der Ärzte gelingt es nicht, das Leben des Patienten zu retten. Der Hirntod tritt ein.

Feststellung des Hirntodes
Der Hirntod wird von zwei erfahrenen Ärzten (Neurologen/Intensivmediziner) getrennt voneinander festgestellt und dokumentiert. Die Ärzte stehen in keiner Verbindung zum Transplantationsteam.

Einwilligung der Angehörigen
Nach Feststellung des Hirntodes werden die nächsten Angehörigen darum gebeten, stellvertretend für den Verstorbenen zu entscheiden. Ein ausgefüllter Organspendeausweis mit Zustimmung zur Organspende erleichtert es den Angehörigen, seinen mutmaßlichen Willen zu erkennen. Im Falle der Ablehnung zur Organspende durch die Angehörigen, trotz vorliegendem und ausgefülltem Organspenderausweis des Verstorbenen, findet eine Organentnahme nicht statt. Angehörige können sowohl das Hirntodprotokoll einsehen als auch an der Feststellung des Hirntodes teilnehmen. Die Angehörigen stimmen der Organspende zu.

Organisation der Organspende
Die Organisationszentrale der Deutschen Stiftung für Organtransplantation (DSO) wird im Falle einer Zustimmung von der Intensivstation informiert. Ein Mitarbeiter veranlasst die nötigen medizinischen Tests, informiert Eurotransplant und organisiert die Organentnahme und den Transport der Organe.

Typisierung (Bestimmung der Gewebemerkmale)
Dem Verstorbenen werden Blutproben entnommen, um eine mögliche Infektion und gewebetypische Merkmale festzustellen, die für die Übereinstim-

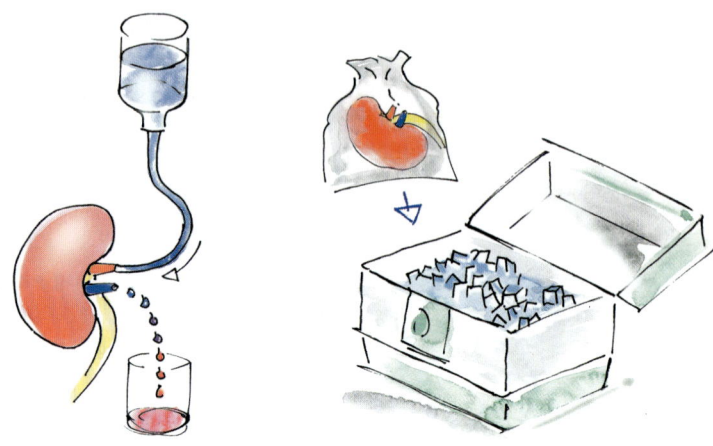

Abb. 13: Nach Perfusion der entnommenen Niere wird das Organ in sterilen Plastikbeuteln bis zur Transplantation bei 4°C aufbewahrt.

mung von Spender und Empfänger von Bedeutung sind. Die Ergebnisse werden umgehend an Eurotransplant weitergegeben.

Entnahme der Organe
Die Organentnahme erfolgt in einer großen Operation durch ein erfahrenes Ärzteteam. Es können die Leber, die Bauchspeicheldrüse, der Darm, zwei Lungenflügel, zwei Nieren, das Herz und die Hornhaut entnommen werden. Bis zum Zeitpunkt der endgültigen Entnahme der Organe aus dem Körper muss der Kreislauf des Verstorbenen künstlich aufrechterhalten werden, um die Organe weiterhin mit den erforderlichen Nährstoffen zu versorgen. Sofort nach der Ausschaltung aus dem körpereigenem Kreislauf werden die Organe mit einer speziellen gekühlten Konservierungslösung

> **Die Organe werden von sehr kompetenten Operateuren unter Beibehaltung der Würde des Verstorbenen entnommen.**

durchspült und die Temperatur gesenkt. Durch die Unterkühlung auf circa 4°C können die Organe deutlich länger aufbewahrt werden. Sie werden in sterile Plastikbeutel verpackt und in speziellen Transportbehältern gekühlt aufbewahrt **(Abb. 13)**. Der Transport zum Transplantationszentrum erfolgt auf dem schnellsten Weg. Nach der Organentnahme wird der Leichnam des Spenders würdevoll versorgt.

Transplantation
Die Empfänger werden umgehend benachrichtigt und für vorbereitende Untersuchungen in die Klinik gebeten. Lungen und Herz müssen in vier bis sechs Stunden transplantiert werden. Für die Transplantation der Leber stehen acht bis neun Stunden Konservierungszeit zur Verfügung. Die Nieren können sogar noch nach 36 Stunden erfolgreich transplantiert werden.

11. ABLAUF EINER LEBENDSPENDE

11.1 Einleitung

In Deutschland werden derzeit jährlich circa 2000 Leichennieren transplantiert. Der tatsächliche „Bedarf" dürfte etwa doppelt so hoch sein. Aufgrund dieser Situation müssen dialysepflichtige Patienten, die prinzipiell transplantabel wären und auf der Transplantations-Warteliste geführt werden, derzeit etwa fünf bis sechs Jahre (Stand 2001) oder länger auf ein Nierenangebot warten. Dies bedeutet eine lange Zeit zermürbenden Wartens an der Hämodialyse oder der Bauchfelldialyse. Eine Lebendnierenspende verbessert diese Situation wesentlich. Unter einer Lebendnierenspende versteht man die Spende einer Niere eines lebenden Menschen zur Transplantation (Lebendnierentransplantation). Der Anteil der Lebendnierenspenden hat in Deutschland in den letzten Jahren stetig zugenommen und liegt derzeit bei fast 20 Prozent aller durchgeführten Nierentransplantationen. Zunehmend mehr Patienten und Angehörige denken über die Möglichkeit einer Lebendnierenspende nach und besprechen sie mit ihren Transplantations- und Dialyseärzten.

Zunächst sollte die mögliche Spenderin oder der Spender einer Niere über ein ausreichendes Verständnis von Nutzen und Risiken der Lebendspende verfügen, um einen solchen Schritt vor sich und den Angehörigen verantworten zu können.

Seit dem 1. Dezember 1997 gilt das Transplantationsgesetz in Deutschland. Neben der Regelung einer Organspende bei Verstorbenen wird im Transplantationsgesetz auch die Organentnahme bei lebenden Organspendern festgelegt. Der Kreis der Personen, die für eine Lebendspende in Frage kommen, ist hierbei vom Gesetzgeber weit gefasst worden. Das Transplantationsgesetz ermöglicht zum Beispiel die Nierenspende bei Verwandten ersten oder zweiten Grades, Ehegatten, Verlobten oder anderen Personen, die dem Spender „in besonderer persönlicher Verbundenheit offenkundig nahe stehen". Voraussetzung für die Zulässigkeit der Organentnahme ist, dass die Person volljährig und einwilligungsfähig ist sowie nach einer umfangreichen Aufklärung auch in die Entnahme eingewilligt hat. An Ausmaß und Umfang der Aufklärung stellt der Gesetzgeber besondere Anforderungen. So muss der Organspender über die Art des Eingriffs, den Umfang und mögliche, auch mittelbare Folgen sowie Spätfolgen der beabsichtigten Organentnahme für seine Gesundheit ebenso aufgeklärt sein wie über die zu erwartende Erfolgsaussicht der Organübertragung.

Das Aufklärungsgespräch wird von einem Arzt des Transplantationsteams vor der stationären Aufnahme durchgeführt. Soweit erforderlich, werden auch andere sachverständige Personen hinzugezogen. Der Inhalt der Aufklärung und der Einwilligungserklärung des Organspenders muss in einer Niederschrift aufgezeichnet werden, die von den aufklärenden Personen und dem Spender unterschrieben wird. Dieses Protokoll muss nach dem Transplantationsgesetz auch Angaben über die versicherungsrechtliche Absicherung der gesundheitlichen Risiken des Spenders enthalten.

Der Spender ist über die Lebendspende hinaus zu lebenslanger Mitarbeit angehalten. So schreibt das Gesetz vor, dass sich sowohl der Organspender als auch der Organempfänger zur Teilnahme an einer ärztlich empfohlenen Nachbetreuung bereit erklären müssen.

Um auszuschließen, dass die Einwilligung in die Organspende nicht freiwillig erfolgt oder das Organ „Gegenstand verbotenen Handeltreibens" ist, muss der Vorgang vor der endgültigen Entscheidung einer Ethikkommission gutachterlich vorgelegt werden. Diese prüft Freiwilligkeit und Unentgeltlichkeit. Die Zusammensetzung der Kommission ist vorgeschrieben. Ihr müssen ein Arzt, eine Person „mit der Befähigung zum Richteramt" und „eine in psychologischen Fragen erfahrene Person" angehören. Der Arzt darf weder an der Entnahme noch an der Übertragung von Organen beteiligt sein noch Weisungen eines Arztes unterstehen, der an solchen Maßnahmen beteiligt ist.

> **Zunächst sollte die mögliche Spenderin oder der Spender einer Niere über ein ausreichendes Verständnis von Nutzen und Risiken der Lebendspende verfügen, um einen solchen Schritt vor sich und den Angehörigen verantworten zu können.**

11.2 Allgemeine Voraussetzungen beim Lebendnierenspender

Spender müssen verschiedene Bedingungen erfüllen, die von Zentrum zu Zentrum unterschiedlich sein können. Selbstverständlich muss die Nierenspende freiwillig und ausschließlich von Liebe, starkem Familienzusammenhalt oder Freundschaft getragen sein. Die Altersgrenzen für eine Lebendnierenspende liegen zwischen 20 und 80 Jahren. Unabdingbare Voraussetzungen für eine Nierenspende sind zwei gesunde Nieren, ein gesundes Herz, gesunde Gefäße, ein normaler Blutdruck und ein normaler Zuckerstoffwechsel. Eine Depression oder eine andere schwere psychische Erkrankung schließt die Organspende im Regelfall aus. Ein früheres Tumorleiden muss als geheilt eingestuft worden sein, was in den meisten Fällen nach einem wenigstens fünfjährigen tumorfreien Verlauf angenommen werden kann. Übergewicht muss vor der Operation reduziert werden, um das perioperative Risiko für den Spender zu minimieren.

Bezüglich der Blutgruppenverträglichkeit werden die gleichen Voraussetzungen gestellt wie bei einer Leichennierentransplantation. Außerdem gibt eine vor der Transplantation zwingend erforderliche Kreuzprobe („cross match": Reaktion von weißen Blutkörperchen des möglichen Spenders mit Blutflüssigkeit des Empfängers) Auskunft über die Verträglichkeit der Niere für den vorgesehenen Empfänger. Ein negatives Ergebnis dieser Kreuzprobe ist Voraussetzung für eine Transplantation. Der Grad der Gewebeübereinstimmung zwischen Spender und Empfänger ist für den Langzeiterfolg nach einer Lebendspendetransplantation von eher geringerer Bedeutung.

Allgemeine Voraussetzungen für eine Nierenlebendtransplantation
- identische oder kompatible Blutgruppe zwischen Spender und Empfänger
- verwandtschaftliches oder enges freundschaftliches Verhältnis zwischen Spender und Empfänger
- der Organempfänger muss auf der Warteliste zur Nierentransplantation aufgenommen sein und es darf zum Zeitpunkt der Lebendspende kein passendes Organ verfügbar sein
- guter bis sehr guter Gesundheitszustand.

Um das individuelle Risiko eines potentiellen Spenders abschätzen zu können, sind einige Voruntersuchungen erforderlich. Hierzu gehören eine allgemeine körperliche Untersuchung, um gegebenenfalls nicht bekannte Krankheiten aufzudecken, sowie verschiedene Laboruntersuchungen und eine orientierende Ultraschalluntersuchung der Nieren und des Bauchraums. Sollten hierbei keine krankhaften Befunde erhoben werden, folgen einige technisch-apparative Untersuchungen. Die funktionelle Gleichwertigkeit beider Nieren muss sichergestellt (Nierenperfusionsszintigramm), die Herz-, Lungen- und Leberfunktion überprüft und schwerwiegende Veränderungen am Magen/Darmtrakt (Magen-/Zwölffingerdarmgeschwüre, Divertikelerkrankung) endoskopisch oder mittels Kontrastmitteleinlauf ausgeschlossen werden. Am Ende der Untersuchungen steht die Überprüfung der Gefäßversorgung der Nieren mittels Kontrastmittel (Angiographie).

Spezielle Voraussetzungen für eine Nierenlebendspende
- gleichmäßige Funktionsverteilung im Nierenperfusionsszintigramm mit seitengetrennter Clearance
- weitgehend normale anatomische Darstellung der Nierengefäße in der Angiographie
- keine Herz-, Lungen- oder Leberschäden
- keine wesentlichen Stoffwechselerkrankungen
- kein erhöhter Blutdruck
- keine höherwertigen psychischen Störungen
- positives Gutachten der Ethikkommission über die Freiwilligkeit und Unentgeltlichkeit der Organspende
- schriftliche Einwilligung zur Organentnahme und zur regelmäßigen ärztlichen Untersuchung nach der Organentnahme

11.3 Nierenentnahme beim Lebendspender
Sind beide Nieren gleichwertig, wird wegen der dort längeren Vene meistens die linke Niere bevorzugt. Grundsätzlich gibt es drei verschiedene Verfahren, eine Niere zur Transplantation zu entnehmen:
- extraperitoneal durch einen Flankenschnitt
- transperitoneal durch einen Bauchschnitt
- minimal-invasiv durch ein laparoskopisch-endoskopisches Verfahren

Welches Verfahren für den Spender verwendet wird, richtet sich nach dem medizinischen Befund. Im Anschluss ist die am häufigsten verwendete extraperitoneale Entnahme der Niere beschrieben:

Extraperitoneale Entnahme einer Spenderniere
Die Entfernung der Niere erfolgt meist über einen circa 14 bis 20 cm langen seitlichen Schnitt. Die Niere wird aus ihrer Fettkapsel herausgelöst und der Harnleiter und die Gefäße werden präpariert. Nach kompletter Darstellung wird der Harnleiter circa 12 cm unterhalb der Niere durchtrennt. Die

Gefäße werden abgeklemmt und ebenfalls durchtrennt. Anschließend wird das Transplantat geborgen und mit einer Konservierungslösung gespült; die Gefäße werden präpariert. Bis zur Transplantation wird das Organ bei 4°C kühl gelagert. Aufgrund der anatomischen Lage der Nieren – sie liegen teilweise hinter dem Rippenbogen – müssen bei der Entnahme oftmals Wundspreizer verwendet werden. Dies führt dazu, dass die Nierenspender postoperativ in der Regel mehr Schmerzen haben als die Empfänger. Durch den Einsatz moderner, potenter Schmerzmittel kann die Frühphase nach der Organentnahme jedoch meistens schmerzfrei gehalten werden. In manchen Transplantationszentren kann die Spenderniere bei entsprechender Eignung auch „minimal invasiv" (laparoskopisch) über einige kleine Schnitte entfernt werden. Die Schmerzen und Gefahren einer postoperativen Infektion sind bei diesem Verfahren deutlich geringer. Nach der Operation muss die Muskulatur narbig verheilen. Für den Spender kann mit einem durchschnittlichen Krankenhausaufenthalt von sieben bis zehn Tagen gerechnet werden. Die Arbeitsfähigkeit ist nach einer Lebendnierenspende, abhängig von der beruflichen und körperlichen Beanspruchung, nach ein bis drei Monaten wiederhergestellt. Organspender, die einer Bürotätigkeit nachgehen, können bereits nach vier bis sechs Wochen wieder arbeiten.

11.4 Perioperatives Risiko der Lebendnierenspende

Mögliche Spender müssen sich der potentiellen Gefahren bewusst sein, die Narkose und Operation mit sich bringen. Obwohl die Entnahme für die Lebendnierenspende allgemein als ungefährlich gilt, können dennoch Komplikationen auftreten. Geringfügige Komplikationen (Harnwegsinfekt, Wundheilungsstörungen, Temperaturerhöhungen etc.) werden bei

Für die Lebendspende kommen nur gesunde Spender in Frage.

bis zu 13 Prozent beobachtet und sind langfristig meist ohne Bedeutung. Die Sterblichkeit nach der Nierenentnahme ist extrem gering, wenngleich es einige wenige Berichte über Verläufe mit Todesfolge gibt. Ein solches Risiko konnte in einer Untersuchung mit einem Todesfall auf 1600 Organentnahmen (0,0625 %) beziffert werden. Eine andere größere Untersuchung in den USA berichtet über 5 Todesfälle bei 19.368 Lebendspenden (0,025 %).

Die Genesung nach der Lebendnierenspende kann, wie bei allen größeren chirurgischen Eingriffen, durch diverse Komplikationen (bis zu 20 %) verzögert werden. Hierbei handelt es sich im wesentlichen um:
- Kollaps bestimmter Lungensegmentbereiche (Lungenatelektasen)
- Harnwegsinfektionen
- Lungenentzündungen
- Gefühlsstörungen im Bereich der Operationswunde
- Hautemphysem (Luft im Bereich der Haut)
- Nachblutungen im OP-Bereich
- Wundinfektion
- Schmerzen im Narbenbereich
- Vorwölbung im Bereich der Narbe (Narbenhernie)
- Lufteintritt zwischen Brustkorb und Lunge (Pneumothorax)
- Blasenfunktionsstörungen
- Beinvenenthrombose
- Lungenembolie

Die meisten dieser Komplikationen bilden sich spontan zurück und sind im Langzeitverlauf meist ohne Bedeutung. Untersuchungen zeigen bislang bei sorgfältiger Auswahl der Spender hervorragende Verläufe.

11.5 Langzeit-Risiko der Nierenspende
Erst nach mehr als zwanzig Jahren mit nur einer Niere wird eine Abnahme der Nierenfunktion festgestellt, die etwa zehn Prozent über das altersentsprechende Maß hinausgeht. Weitere Erkrankungen werden möglicherweise durch die Einnierigkeit beeinflusst, so dass sie regelmäßig beobachtet und eventuell behandelt werden müssen:

Bluthochdruck (arterieller Hypertonus)
Es ist noch nicht völlig geklärt, ob eine Organspende häufiger als üblich zu Bluthochdruck führt. In einer amerikanischen Studie nahmen 32 Prozent der

Spender 20 Jahre und länger nach einer Organspende blutdrucksenkende Mittel. Dies war jedoch nicht häufiger als bei ihren Geschwistern, die keine Nieren gespendet hatten.

Die längste Beobachtung existiert bei Kriegsverletzten aus dem zweiten Weltkrieg, bei denen aufgrund ihrer Verletzung einseitig eine Niere entfernt werden musste. Nach über 45 Jahren fand sich keine erhöhte Sterblichkeit und keine Anfälligkeit für Krankheiten, die mit der langjährigen Einnierigkeit ursächlich in Zusammenhang gebracht werden konnte. In der größten bisher zur Verfügung stehenden Untersuchung wurden Ergebnisse von 3124 Patienten aus 48 Behandlungszentren zusammengefasst. Es zeigte sich, dass die einseitige Entfernung einer Niere bei einem gesunden Menschen nicht zu einer zunehmenden Einschränkung der Nierenfunktion führt, wohl aber zu einer leichten Erhöhung des Blutdrucks beitragen kann. Ein erhöhter Blutdruck kann sich negativ auf die Nierenfunktion der verbleibenden Niere auswirken. Die konsequente medikamentöse Einstellung eines sich entwickelnden Bluthochdrucks ist also nach Lebendnierenspende besonders wichtig.

Urineiweißausscheidung (Proteinurie)
Bei nur einer vorhandenen Niere kommt es in der Anfangsphase zu einer ausgleichenden Überfunktion der verbliebenen Niere. Dies kann auf Dauer zu einer geringfügigen Schädigung der Niere führen mit einer zu 25 bis 30 Prozent neu auftretenden Eiweißausscheidung im Urin (Proteinurie). Diese Eiweißausscheidung ist nur sehr gering, sollte aber auf jeden Fall regelmäßig kontrolliert werden. Treten noch andere mögliche Risikofaktoren für eine eventuelle Verschlechterung der Nierenfunktion hinzu (wie zum Beispiel hoher Blutdruck, hohe

> **Die konsequente medikamentöse Einstellung eines sich entwickelnden Bluthochdrucks ist nach Lebendnierenspende besonders wichtig.**

Fettwerte, Zuckerkrankheit), sollte nach weiterer ärztlicher Abklärung eine medikamentöse Therapie eingeleitet werden.

11.6 Nierenersatztherapie

Nach einer Nierenentfernung ist das Risiko, selbst eine Nierenersatztherapie (Dialyse) zu benötigen, gering erhöht. Eine derartige Situation könnte bei Verlust der verbleibenden Niere, zum Beispiel durch einen Unfall oder eine notwendige Tumoroperation, eintreten. Statistisch gesehen handelt es sich um ein sehr seltenes Ereignis, das jedoch der Vollständigkeit halber hier erwähnt werden muss. Das Risiko eines solchen angenommenen Unfalls oder einer Tumoroperation entspricht dem Risiko der Allgemeinbevölkerung. Dieses Risiko wird von der Krankenkasse/Krankenversicherung des Spenders getragen.

11.7 Beziehungsentwicklung Spender – Empfänger

Die Organspende unter lebenden Menschen ist nur auf Grund einer starken emotionalen Bindung möglich und akzeptabel. Der Spender muss freiwillig und unentgeltlich seine Niere verschenken. Und der Empfänger muss freiwillig und unentgeltlich dies Geschenk annehmen können. Das will von beiden sehr genau bedacht sein, und auch die Angehörigen oder nahestehenden Freunde sollten in die Entscheidung mit einbezogen werden. Die „altruistische" Spende, also eine Lebendspende an einen anonymen Empfänger, hat der Gesetzgeber ausdrücklich ausgeschlossen. Es geht immer um eine bewusste Handlung, die eine enge Beziehung zwischen Spender und Empfänger voraussetzt.

Klassisches Beispiel ist die Spende eines Elternteils für ein krankes Kind, ebenso verständlich ist das Angebot eines Ehepartners oder Lebensgefährten an den anderen, dessen Leiden ja auch die Qualität des gemeinsamen Lebens negativ beeinflusst. Auch Spenden zwischen Geschwistern sind möglich. Durch die Gemeinsamkeit der Erbmerkmale besteht bei ihnen sogar eine Chance von 25 Prozent, dass die Gewebemerkmale völlig identisch sind. Nierenspenden unter guten Freunden sind ebenfalls legal, wenn zwischen den beiden eine erkennbare besondere Beziehung vorhanden ist. Problematisch stellt sich uns der Wunsch von jungen Kindern dar, einem Elternteil eine Niere zu spenden. Dies sollte sehr ausführlich und offen mit Arzt und Psychologen besprochen werden.

In zusätzlich zu den medizinischen Vorbereitungen vorgesehenen Gesprächen mit den Psychologen und der Ethikkommission soll einer voreiligen Entscheidung vorgebeugt werden, einer spontanen, unüberlegten Bereitschaft zu helfen, ohne alle möglichen Konsequenzen bedacht zu haben. Es soll auch sichergestellt werden, dass kein Spender und kein Empfänger unter Druck stand oder durch lukrative Geschenke oder Geldzahlungen zur Transplantation animiert wurde.

Diese eingehende Selbstbefragung ist notwendig, denn auch wenn die gesundheitliche Gefährdung des Spenders nach allen bisherigen Erfahrungen sehr gering ist, gibt es gelegentlich versteckte hohe Erwartungen, die manchmal mit einem Nierengeschenk verbunden sind. Diese Erwartungen können später, wenn sie nicht erfüllt werden, zu großer Frustration und der Gefährdung der Beziehung führen. Sie sollten von vorneherein ausgeschlossen werden. Die Organspende eignet sich nicht zur Lösung eines bestehenden Partnerschaftskonflikts! Gerade unter Lebenspartnern trägt die Nähe zum Spender im Alltag dazu bei, dass die Verantwortung für die neue Niere sehr bewusst gelebt wird. Der Patient denkt daran, regelmäßig die notwendigen Medikamente einzunehmen und gesund zu leben, denn das ist der ethische Lohn des Spenders: ein langes Leben seiner verschenkten Niere. Es muss auch bedacht werden, dass es, wie bei jeder Operation, zu lebensgefährlichen Zwischenfällen, ja sogar zum Tod eines der beiden Partner kommen kann. Außerdem besteht auch bei der Lebendspende das Risiko des Organverlusts. Dies sind starke psychische Belastungen. Damit sich später keiner der Betroffenen mit Schuldgefühlen plagen muss, sollte dies Thema ausführlich vorher miteinander besprochen werden. Das entlastet seelisch, wenn tatsächlich etwas passiert, und bedeutet keineswegs, dass die Transplantation einer Niere unter Lebenden immer zu solchen Komplikationen führen muss. Im Gegenteil: Komplikationen sind selten. Alle Untersuchungen weisen bisher auf eine hohe

> **Das Risiko des Spenders bei einer Lebendspende ist sehr gering.**

> **Die Transplantation einer Lebendniere ist in der Regel erfolgreicher als die einer Leichenniere.**

Zufriedenheit mit der Entscheidung zur Lebendnierenspende hin. In einer Schweizer Dissertation äußerten 98 Prozent der Spender – und dies bis zu 22 Jahre nach der Transplantation –, dass sie ihre Entscheidung nie bereut hätten und wieder so handeln würden. Nur in wenigen Fällen war eine Belastung der Beziehung aufgetreten, meistens hatte sie an Innigkeit und Stabilität zugenommen.

11.8 Vor- und Nachteile für Spender und Empfänger

Die Vorteile einer Lebendspende für den Nierenempfänger sind offenkundig. Er kennt den Spender! Die langen Wartezeiten, die bei der Vergabe einer Leichenniere über Eurotransplant entstehen und weitere gesundheitliche Beeinträchtigungen werden vermieden. Eine frühzeitige Lebendtransplantation kann auch eine dauerhafte Invalidität abwenden. Patienten, die zur Leichennierentransplantation angemeldet und auf der Warteliste von Eurotransplant vermerkt sind, müssen derzeit mit einer Wartezeit von circa fünf bis sechs Jahren rechnen. Diese Zeit ist lang, und die Ungewissheit ist belastend. Die Transplantation einer Lebendniere ist in der Regel erfolgreicher als die einer Leichenniere. Transplantatschäden oder Verluste durch Abstoßungen und andere Komplikationen sind geringer. Die Langzeitergebnisse der Lebendspende liegen insbesondere bei der Verwandtenlebendspende durchschnittlich zehn Prozent über den Ergebnissen der Leichennierentransplantation. Dies bedeutet, dass nach einem Jahr über 90 Prozent der lebend transplantierten Organe funktionieren, wobei sich diese besseren Funktionsraten im Falle einer Verwandtenspende auch noch nach zehn Jahren bemerkbar machen.

> **Die Lebendspende verkürzt die Wartezeit und damit die Zeit an der Dialyse.**

Dies heißt jedoch umgekehrt, dass im Zeitraum eines Jahres leider auch bis zu zehn Prozent der Lebendnierentransplantate verloren gehen. Ursache eines Transplantatverlustes könnte eine Abstoßung des Transplantates, eine schwerwiegende Infektion oder ein Gefäßverschluss einer Transplantatarterie oder -vene sein. Meist liegt eine schwere Abstoßungsreaktion durch das Immunsystem des Empfängers vor, die mit den heute verfügbaren Medikamenten nicht beherrscht werden kann. Abstoßungsepisoden treten in etwa zu 25 Prozent in den ersten Wochen auf. Sie können meist erfolgreich durch Änderung der Medikation (Erhöhung der Cortisondosis, Änderung der Basisimmunsuppression) behandelt werden. Das Risiko des circa zehnprozentigen Transplantatverlustes soll deshalb hier in besonderer Weise angesprochen werden, um sich gedanklich auch auf diesen ungünstigen Verlauf vorzubereiten. Die Abstoßungsreaktion ist ein biologischer Vorgang, der sich durch Tests im Vorfeld nicht erkennen lässt. Spender und Empfänger müssen dieses Risiko des Organverlustes kennen und in ihre Überlegung mit einbeziehen. Wenn sie es nicht tun, kann die Enttäuschung so groß werden, dass sie alles als vergebens betrachten. Das allerdings wäre falsch. Abschließend werden die Vor- und Nachteile einer Lebendspende nochmals tabellarisch dargestellt.

Vorteile der Nierenlebendspende gegenüber der Leichenspende:
- kurze Wartezeit des Empfängers
- die Operation kann geplant werden und wird für den Chirurgen, Spender und Empfänger zum optimalen Zeitpunkt durchgeführt
- kurze Konservierungszeit des Organs von nur ein bis drei Stunden zwischen Entnahme und Transplantation
- sehr hohe Funktionsrate der transplantierten Niere
- längere Funktionsdauer der transplantierten Niere
- emotionaler Gewinn für Spender und Empfänger
- sozioökonomische Vorteile

Nachteile der Nierenlebendspende gegenüber der Leichenspende:
- ein gesunder Mensch muss sich einer Operation unterziehen
- allgemeines Operations- und Narkoserisiko durch eine mittelgroße Operation
  - Sterblichkeit unter 0,03 Prozent
  - schwerwiegende Komplikationen unter drei Prozent (zum Beispiel Nachblutung mit erneuter Operation)
  - leichte Komplikationen circa zehn Prozent (zum Beispiel Harnwegsinfektionen)
- erforderliche ärztliche Nachuntersuchungen in regelmäßigen Abständen

- ▶ Langzeitrisiko
  - Risiko, selbst Dialysepatient zu werden, bei einem Unfall oder spontanes Auftreten eines bösartigen Nierentumors in der verbliebenen Niere (unter 0,01 Prozent im Lauf eines Lebens)
  - Bluthochdruck circa 20 Prozent
  - Eiweißausscheidung im Urin (Proteinurie) circa zehn Prozent
- ▶ versicherungsrechtliche Restrisiken (zum Beispiel Arbeitsausfall bei Arbeitsunfähigkeit etc.)

11.9 Eigenblutspende

Die Entfernung einer Niere zur Transplantation stellt einen gut planbaren Eingriff dar. Es können daher alle Vorsichtsmaßnahmen zur Vermeidung einer Fremdblut-Transfusion ergriffen werden. Natürlich kann die Bereitstellung von Eigenblut die Fremdblut-Transfusion im Notfall nicht vollständig verhindern. Durch die Transfusion von Fremdblut besteht trotz aller Umsicht und Kontrolle ein Restrisiko einer Infektion mit Hepatitis B/C (Infektionswahrscheinlichkeit 1:100 000) oder den AIDS-Virus (1:1 000 000). Aus diesem Grund sollte bei jeder Lebendnierenspende an eine Eigenblutspende gedacht werden. Wenn eine Eigenblutspende gewünscht wird, sollte diese circa vier Wochen vor dem Zeitpunkt der Nierenentfernung mit zwei Terminen im Abstand von zwei Wochen erfolgen.

11.10 Betrachtungen zu anderen therapeutischen Möglichkeiten der Nierenersatztherapie

Die großen Erfolge der Transplantationsmedizin dürfen nicht darüber hinwegtäuschen, dass sich nur bis zu 50 Prozent der Dialysepatienten für eine Transplantation eignen, beziehungsweise davon profitieren. Nicht in jedem Fall kann man erwarten, dass das Befinden und die Lebenserwartung mit der Transplantation verbessert werden. Unter bestimmten Voraussetzungen ist für manche Patienten die Fortsetzung der Dialysebehandlung einer Transplantation vorzuziehen. Dies ist in den meisten Fällen durch Zweiterkrankungen wie beispielsweise eine fortgeschrittene Arteriosklerose, ein Tumorleiden oder eine chronische Infektion sowie durch ein höheres Lebensalter bedingt.

11.11 Wer trägt die Kosten?

Die Voruntersuchungen und die Operation sowie die Genesungsphase mit eventuellem Verdienstausfall gehen zu Lasten der Krankenkasse des Empfängers, die durch die Transplantation langfristig die viel höheren Kosten der Dialysebehandlung einspart. Hierin eingeschlossen ist auch eine verlängerte Genesungsphase, die durch postoperative Komplikationen bedingt sein kann. Weitere Informationen sind bei Krankenkassen und Selbsthilfegruppen erhältlich (Adressen von Selbsthilfegruppen im Anhang).

11.12 Versicherungsschutz

Spätschäden, die im Zusammenhang mit der freiwillig geleisteten Organspende auftreten, sind nach dem Sozialgesetzbuch versicherungsrechtlich abgesichert. Die versicherungsrechtliche Situation ist in Deutschland jedoch noch nicht endgültig geklärt. In jedem Fall ist nach § 2 Abs. 1 Ziff. 12b SGB VII die Person, die „Blut oder körpereigenes Gewebe" spendet, unfallversichert. Treten infolge der Organspende direkte gesundheitliche Komplikationen auf, so werden die Schäden in gleicher Weise behandelt wie Arbeitsunfälle (§ 27/28 SGB 5). Etwa bestehende Schäden aufgrund von Komplikationen einer Organspende werden nach § 27/28 des Sozialgesetzbuches 5 ebenfalls in gleicher Weise behandelt wie Arbeitsunfälle. Insbesondere hat der Spender Anspruch auf Leistungen der gesetzlichen Unfallversicherung (§ 589 Abs. 1 Nr. 10 RVO). Im Schadensfall fallen Leistungen an, die auch einem Arbeitsunfall-Verletzten kraft Gesetzes zustehen (Heilbehandlung, Verletzten-Geld bei Ausfall von Arbeits-Entgeld, Renten, wenn eine Erwerbsminderung mehr als 20 Prozent ausmacht und über 26 Wochen anhält oder Leistungen an Hinterbliebene erbracht werden). Eine Risikoversicherung für den schlimmsten Fall bei einer Lebendspende, den Tod des Spenders, gibt es derzeit noch nicht. Schadensfälle, die sich nicht unmittelbar auf die Organspende zurückführen lassen, sind wie jede andere Erkrankung von der Versicherung des Spenders zu tragen. Patienten mit privater Krankenversicherung oder Beihilfe-

> **Die Kosten der Lebendspende tragen die Krankenkassen.**

Empfängern ist besonders zu empfehlen, vor einer geplanten Lebendspende mit der zuständigen Krankenkasse eine Kostenübernahme zu vereinbaren.

Das Risiko, als Folge einer Lebendspende berufs- oder erwerbsunfähig zu werden, ist im Rahmen der gesetzlichen Rentenversicherung abgedeckt. Es muss jedoch darauf hingewiesen werden, dass beim Eintreten eines solchen Falles eine Minderung des Einkommens mit möglichem „sozialem Abstieg" derzeit nicht versichert werden kann.

Lebendspender aus dem Ausland sind angehalten, die gesundheitliche Absicherung in ihrem Heimatland zu hinterfragen und Deckungsübernahmen seitens der dortigen Versicherungsträger einzuholen. Im übrigen sind ausländische Spender und nicht versicherte Patienten darauf hinzuweisen, dass bei Eintritt einer Dialysepflichtigkeit nach einer Nierenspende erhebliche Kosten auf sie zukommen können.

11.13 Nachsorge

Im Transplantationsgesetz wurde festgelegt, dass sich jeder Nierenspender in regelmäßigen Abständen ärztlich auf das Auftreten von Folgeerkrankungen nach der Lebendspende untersuchen lassen muss. Dies betrifft vorwiegend die Überprüfung der Nierenfunktion, die Messung des Blutdrucks, sowie die Untersuchung des Urins auf Eiweißausscheidung. Diese Befunde können auch von einem niedergelassenen Arzt erhoben werden, der anschließend die Daten an das Transplantationszentrum weiterleitet. Darüber hinaus muss laut Gesetz auch eine psychologische Betreuung des Spenders und des Empfängers angeboten werden.

12. DIE EINBESTELLUNG ZUR NIERENTRANSPLANTATION

Um eine gute Funktion der entnommenen Niere zu gewährleisten, sollte die Zeitspanne zwischen Organentnahme und Transplantation möglichst kurz sein. Der Patient auf der Warteliste muss daher ständig erreichbar sein und alle Änderungen der Telefonnummern oder des Wohnortes dem Transplantationszentrum mitteilen.

Die Auswahl der am besten geeigneten Niere erfolgt durch Eurotransplant (Leiden/Holland). Die Spenderdaten werden anschließend an das Transplantationszentrum übermittelt. Der Transplantationschirurg entscheidet anhand dieser Daten nochmals, ob sich das Organ für eine Transplantation bei dem von Eurotransplant ermittelten Empfänger eignet. Anatomische Daten, laborchemische Parameter, Alter und Vorerkrankungen des Spenders sowie seine Nierenfunktion zum Zeitpunkt der Explantation werden berücksichtigt. Im Regelfall wird der behandelnde Nephrologe oder Dialysearzt des Empfängers telefonisch kontaktiert. Gemeinsam wird die aktuelle gesundheitliche Situation des Empfängers besprochen und geklärt, ob der Patient aktuell transplantabel ist.

Im nächsten Schritt wird der Patient angerufen und in das Transplantationszentrum einbestellt. Dies erfolgt häufig nachts, daher ist es für den Empfänger sinnvoll, stets einen Koffer mit den nötigsten Sachen bereitzuhalten und sich bereits im Vorfeld mit den Transportmöglichkeiten zum Transplantationszentrum (PKW oder Taxi) vertraut zu machen. Auf jeden Fall darf der Patient nach der Einbestellung keine Flüssigkeit mehr trinken, keine Zigaretten rauchen, keinen Kaugummi mehr kauen und nichts mehr essen.

Im Transplantationszentrum werden die folgenden Operationsvorbereitungen getroffen: Zunächst erfolgt eine Blutabnahme. Dabei werden die aktuellen Laborwerte ebenso erfasst wie die virologischen Befunde. Auch die Blutgruppe wird aus Sicherheitsgründen nochmals bestimmt und mit den Vorbefunden verglichen. Der Brustkorb wird geröntgt, um Infiltrate in der Lunge oder eine mögliche Überwässerung sowie Rundherde auszuschließen. Durch ein EKG sollen kardiologische Risikofaktoren erfasst beziehungsweise ausgeschlossen werden. Bei relevanten Vorerkrankungen beziehungsweise neu erhobenen krankhaften Befunden am Herz-Kreislaufsystem kann gegebenenfalls auch unmittelbar vor der Transplantation eine Kontrastmitteluntersuchung der Herzkranzgefäße (Herzkatheter) erforderlich sein.

Bei erhöhten Kalium-Werten, zuvor durchgeführter Herzkatheteruntersuchung mit Kontrastmittel oder länger als 24 Stunden zurückliegender Dialyse wird der Patient in der Regel direkt vor der Transplantation dialysiert.

Aufklärungsgespräche mit dem Transplantationschirurgen über die möglichen Risiken der Operation sowie mit dem Narkosearzt über Art und Weise und das Risiko der Narkose runden die abschließenden Operationsvorbereitungen ab. Die endgültigen OP-Vorbereitungen (duschen, rasieren, wiegen) koordiniert das Pflegepersonal, welches in die OP-Vorbereitungen und die Nachsorge eingebunden ist.

Die letzte Hürde vor der Transplantation ist die Bestimmung des so genannten „Cross match". Durch diese Untersuchung wird ausgeschlossen, dass beim Empfänger Antikörper gegen das Spenderorgan vorhanden sind. Dazu werden Spenderzellen (zum Beispiel aus der Milz) mit Serum des Empfängers zusammengebracht. Liegen in diesem Serum Antikörper gegen Proteine auf der Zelloberfläche der Spenderniere vor, so ist das „Cross match" positiv und die Transplantation kann nicht durchgeführt werden.

Normalerweise wird im Typisierungslabor von jedem gemeldeten Empfänger eine Serumprobe aufbewahrt, die vierteljährlich erneuert wird. Dann liegen häufig schon vor der Einbestellung zur Transplantation die Ergebnisse der „Cross match"-Untersuchung vor. In Einzelfällen, bei bekannten hohen Antikörpermengen seitens des Empfängers, kann es allerdings erforderlich sein, das „Cross match" unmittelbar vor der geplanten Nierentransplantation mit dem aktuellen Blut des Empfängers zu wiederholen. Bei einem positiven Ergebnis muss der Patient wieder nach Hause geschickt werden.

> **Für den Empfänger ist es sinnvoll, stets einen Koffer mit den nötigsten Sachen bereitzuhalten und sich bereits im Vorfeld mit den Transportmöglichkeiten zum Transplantationszentrum (PKW oder Taxi) vertraut zu machen.**

13. DIE NIERENTRANSPLANTATION

An der aus dem Transportbehälter entnommenen Niere wird überschüssiges Fettgewebe entfernt, Gefäße und Harnleiter werden präpariert und es wird nochmals überprüft, ob sich das Organ auch anatomisch für eine Transplantation eignet.

Nach Einleitung der Narkose durch den Narkosearzt wird ein zentraler Venenkatheter (ZVK) in eine große Halsvene gelegt. Dieser Zugang ist erforderlich, um Medikamente wie zum Beispiel ein Antibiotikum oder Cortison zu geben. Eine bekannte Allergie gegen Medikamente oder Jod muss unbedingt vor der Operation mitgeteilt werden. Anschließend wird ein Blasenkatheter gelegt. Während einer Blasenspülung wird zunächst Material zur mikrobiologischen Untersuchung gewonnen. Anschließend wird ein Antibiotikum in die Blase eingebracht, um die Keimzahl zu reduzieren. Die Hautdesinfektion erfolgt mit jodhaltigem Desinfektionsmittel. Bei Jodallergie wird ein alkoholisches

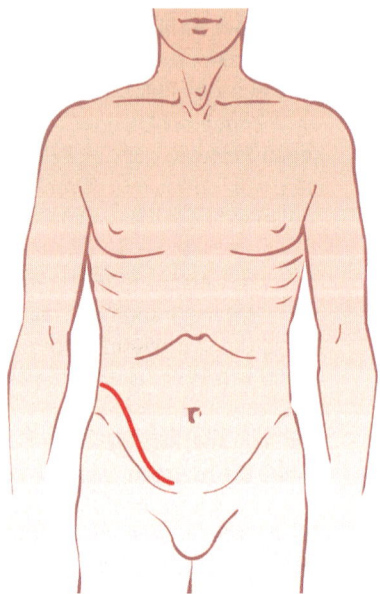

Abb. 14: Schnittführung bei einer Nierentransplantation

Desinfektionsmittel verwendet. Nach Abdecken mit sterilen Tüchern folgt die eigentliche Operation, bei der die Spenderniere zusätzlich als dritte Niere in das kleine Becken des Empfängers übertragen wird. Der Hautschnitt erfolgt bogenförmig über 25 bis 30 cm Länge von der Schambeinmitte zur Körperaußenseite **(Abb. 14)**.

Nachdem das Fettgewebe und die Muskulatur durchtrennt sind, werden die Beckengefäße präpariert, wobei die darauf laufenden Lymphbahnen (Transport von Gewebswasser) geschont werden. Bei der Präparation ist es manchmal erforderlich, beim Mann einen Samenstrang oder bei der Frau ein Mutterband (Ligamentum rotundum) zu durchtrennen.

Die Nierenarterie (Schlagader) der Spenderniere wird nun mit der äußeren Beckenarterie des Empfängers und die Nierenvene mit der äußeren Beckenvene durch direkte Naht mit speziellem Nahtmaterial verbunden. Diese genähten Verbindungen bezeichnet man als Anastomosen. Gelegentlich sind zwei oder drei Nierenarterien oder Venen der Transplantatniere vorhanden. Durch diese anatomische Variante wird die Operation komplizierter.

Nachdem vom Narkosearzt Cortison und ausscheidungsfördernde Medikamente gegeben wurden, werden die Gefäßklemmen geöffnet. Im Idealfall füllt sich die Niere sofort mit Blut und färbt sich rot **(Abb. 15)**.

Anschließend wird die Harnblase mit Wasser aufgefüllt und der Harnleiter der Transplantatniere in die Harnblase eingenäht. Mit speziellen Nähten wird die Blasenmuskulatur über dieser Naht

> **Die Spenderniere wird zusätzlich in das kleine Becken des Empfängers übertragen**

zusammengezogen, um zu verhindern, dass der Urin von der Harnblase in die Niere zurückläuft. Häufig wird die Verbindung zwischen Harnleiter und Harnblase durch das Einlegen eines speziellen Doppel-J-Katheters bis zur Ausheilung geschützt. Dieser Doppel-J-Katheter kann circa sechs Wochen nach der Operation durch eine Blasenspiegelung nahezu schmerzlos entfernt werden.

Nachdem ein Sekretablaufschlauch (Drainage) eingelegt ist und die Wunde schichtweise verschlossen wurde, ist die Operation beendet. Der Hautverschluss kann durch Hautklammern oder Hautnaht mit selbstauflösendem Nahtmaterial erfolgen. Der Blasenkatheter wird fünf bis sechs Tage nach der Operation entfernt. Die Drainage zur Ableitung des Wundsekretes wird je nach Sekretmenge innerhalb der ersten Woche gezogen.

Die Funktion einer transplantierten Niere reicht aus, um die erforderliche Ausscheidung wieder herzustellen. Sehr kleine Nieren können in Einzelfällen auch paarweise „en bloc" übertragen werden. Eine normal große rechte Transplantatniere wird in der Regel nach links und eine linke Transplantatniere

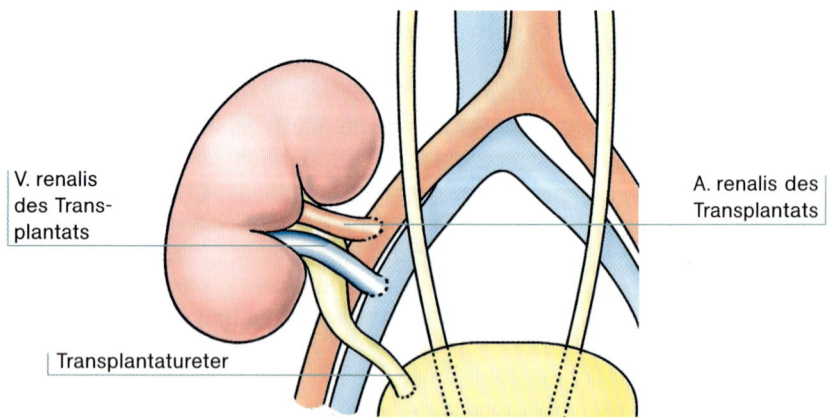

Abb. 15: Nach Anschluss der Transplantatgefäße an die Beckengefäße wird der Harnleiter in die Harnblase eingenäht

nach rechts in das kleine Becken transplantiert. Dieses Vorgehen erfolgt aufgrund der anatomischen Lage der Arterien und Venen. In Einzelfällen kann bei Zweit- und Dritt-Transplantationen der Zugang auch seitengleich erfolgen. Die eigenen Nieren werden in der Regel belassen, um den Eingriff der eigentlichen Nierentransplantation so klein und so kurz wie möglich zu halten. Nach einer Nierentransplantation hat der Empfänger insgesamt drei Nieren **(Abb. 16)**. Nur in speziellen Fällen werden die Eigennieren vorher entfernt.

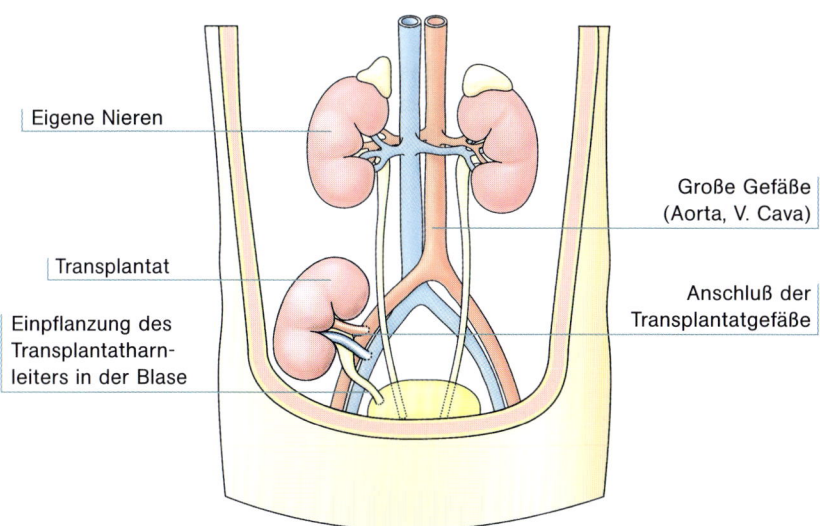

Abb. 16: Lage der transplantierten Niere zu den Eigennieren

14. DER KLINIKAUFENTHALT

Direkt nach der Nierentransplantation wird der Patient für mindestens einen Tag auf der Intensivstation überwacht. Atmung, Blutdruck, Puls, Temperatur und Körpergewicht, der Ablauf aus den Drainagen und die Operationswunde werden kontrolliert. In Abhängigkeit von einer eventuell schon vorhandenen Urinausscheidung werden Art und Menge der Infusionen festgelegt. Durch regelmäßige Blutabnahmen werden unter anderem die Elektrolyte, harnpflichtige Substanzen (Harnstoff und Kreatinin) und der Medikamentenspiegel bestimmt und die Infusionsmenge sowie Art und Dosis der Medikamente für jeden Patienten individuell zusammengestellt.

Nach der Operation wird durch Ultraschalluntersuchungen mit Doppler (Duplex) die Durchblutung der Niere kontrolliert; auch eventuell auftretende Blutergüsse im Operationsgebiet oder Harnstau werden entdeckt. Die Ultraschalluntersuchungen belasten den Patienten wenig und werden in der weiteren Betreuung im Krankenhaus regelmäßig durchgeführt.

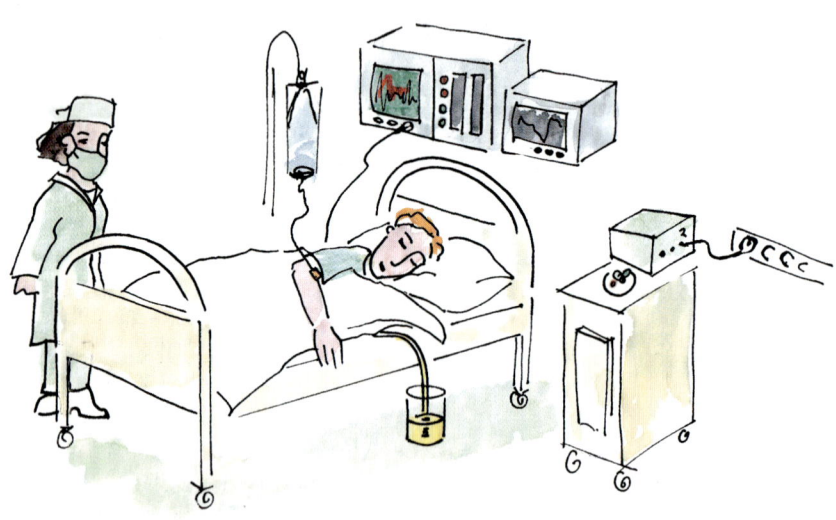

Abb. 17: Überwachung nach einer Nierentransplantation

Der zur Operation gelegte Blasenkatheter verursacht häufig krampfartige Schmerzen in der Blase, da die Harnblase bei nicht mehr vorhandener oder nur geringer Restausscheidung unter der Dialyse stark schrumpfen kann. Leider kann der Katheter erst nach fünf bis sechs Tagen gezogen werden, da die Nähte in der Harnblase erst verheilen müssen. Bis zu diesem Zeitpunkt müssen die Beschwerden mit Schmerzmitteln und krampflösenden Medikamenten gelindert werden. Die Wunddrainagen können erst gezogen werden, wenn weniger als 50 ml Sekret pro Tag abläuft. Gelegentlich ist etwas Geduld erforderlich.

Der Patient kann bereits am ersten Tag nach der Operation essen und trinken, allerdings wird die Kost schrittweise aufgebaut, bis sich die Darmtätigkeit normalisiert hat. Die Trinkmenge wird täglich in Abhängigkeit von der Urinproduktion neu festgelegt. Während die meisten Nieren gleich nach der Operation Urin produzieren, benötigen manche Nieren eine Erholungszeit, die mehrere Tagen bis Wochen dauern kann. In dieser Zeit wird engmaschig die Durchblutung der Niere geprüft. Durch Nierenstanzen (Biopsien) werden Gewebezylinder entnommen, um eine Organabstoßung als Ursache auszuschließen. Bis zur völligen Funktionsaufnahme der transplantierten Niere sind in der Übergangszeit Dialysebehandlungen erforderlich.

> **Bis zur völligen Funktionsaufnahme der transplantierten Niere können in der Übergangszeit Dialysebehandlungen erforderlich sein.**

Schon am ersten Tag nach der Operation wird der Patient mobilisiert. Mit Hilfe und Anleitung von Pflegepersonal und Physiotherapeuten muss jeder Patient aus dem Bett aufstehen, sich unter Hilfe selber waschen und eine Atemtherapie durchführen. Eventuell auftretende Schmerzen werden durch geeignete Medikamente behandelt. Diese Maßnahmen sind sehr wichtig, da dadurch der Bildung von

Blutgerinnseln (Thrombosen), einer Lungenembolie sowie einer Lungenentzündung vorgebeugt werden kann. Die tägliche Heparinspritze reicht als alleinige Antithrombosebehandlung nicht aus.

Blut wird in den ersten Tagen nach der Transplantation noch sehr häufig abgenommen. Bestimmt werden Entzündungswerte, Nierenwerte (Kreatinin, Harnstoff), Elektrolyte (Natrium, Kalium, Calcium), das Blutbild und die Medikamentenspiegel der Immunsuppressiva.

Wundklammern oder normale Hautnähte werden im Gegensatz zu anderen operativen Eingriffen erst nach zwei bis drei Wochen entfernt, da die Wundheilung unter der Einnahme der erforderlichen Medikamente etwas verlangsamt ist. Selbstauflösendes Nahtmaterial muss nicht entfernt werden. Geduscht werden kann nach Entfernung sämtlicher Drainagen, Wannenbäder sollten frühestens drei Wochen nach der Operation gewagt werden, da sie die Haut stark aufweichen und dadurch den Boden für Hautinfektionen ebnen.

Um Komplikationen rechtzeitig zu erkennen, sollten jedwede Änderungen des Allgemeinbefindens wie Glieder-, Kopf- oder Magenschmerzen, Druckgefühl im Wundbereich oder Brustkorb, innere Unruhe oder Herzbeschwerden ungefragt sofort dem medizinischen Personal mitgeteilt werden.

Immunsuppression
Schon vor und während der Operation ist die Verabreichung von Medikamenten erforderlich, die das Erkennen des Fremdorgans und die Abstoßung durch das Immunsystem des Empfängers verhindern. Durch die Gabe dieser Medikamente wird aber auch die körpereigene Abwehr gehemmt (Immunsuppression), der Körper kann also nur noch schwer Infektionen durch Bakterien, Viren und Pilze erkennen und abwehren. Daher ist eine gewisse Isolierung des Patienten in der Anfangsphase zu empfehlen. Besucher sollten unbedingt frei von Infektionen sein. Auch durch direkte Kontakte wie Händeschütteln, Streicheln und Küsse können Krankheitserreger eingeschleppt werden (Tröpfcheninfektion), die bei einem Gesunden keine Krankheit auslösen, bei einem abwehrgeschwächten, frisch transplantierten Patienten aber zu schweren Infektionen führen. Wenn die Medikamentendosen in den nächsten Wochen herabgesetzt werden verringert sich dieses Risiko. Da eine wassergefüllte Blumenvase ein idealer Nährboden für Bakterien aller Art ist, sollten in der Frühphase nach der Operation keine Schnittblumen mitgebracht

werden. Auch Obst und Fruchtsäfte sind keine guten Mitbringsel, da ihr hoher Kaliumgehalt schwer zu kalkulieren ist. Im Zweifelsfall sollte immer der behandelnde Arzt kontaktiert werden.

Um das Abwehrsystem bei Transplantation zu unterdrücken, stehen verschiedene Medikamente zur Verfügung, die an unterschiedlichen Stellen des Immunsystems eingreifen. Für jeden Patienten wird ein individuelles Konzept zusammengestellt.

Gruppe	Handelsname	Wirkstoff
Calcineurininhibitor	Sandimmun Optoral®/ Cicloral®	Ciclosporin
	Prograf®	Tacrolimus
"TOR"-Inhibitor	Rapamune®	Sirolimus
Kortison	Decortin®	Prednisolon
	Urbason®	Methylprednisolon
Purinsynthesehemmer	Imurek®	Azathioprin
	CellCept®	Mycophenolat Mofetil/ MMF

In Einzelfällen kann insbesondere nach Mehrfachtransplantationen zusätzlich die Gabe von polyklonalen oder monoklonalen Antikörpern gegen T-Lymphozyten oder deren Rezeptoren erforderlich sein.

Bezeichnung des Antikörpers	Wirkung gegen
OKT3®	Monoklonaler Antikörper in der Maus gegen T-Lymphozyten
ATG	Antithymozytenglobulin vom Kaninchen
ALG	Antilymphozytenglobulin vom Pferd
Zenapax® Simulect®	Antikörper gegen die Alphakette des IL-2-Rezeptors von aktivierten T-Lymphozyten. Diese Antikörper werden im Gegensatz zu nicht humanisierten Antikörpern nicht als fremd vom Menschen erkannt.

Bei unkompliziertem Verlauf erholt sich der Transplantierte schnell von den postoperativen Folgen. Wenn das Transplantat gut funktioniert und Dialysen nicht mehr erforderlich sind, nehmen Körperkräfte und Leistungsfähigkeit rasch wieder zu. Während des weiteren Aufenthaltes wird der Patient von Ärzten und Pflegepersonal angeleitet, durch Selbstkontrolle Eigenverantwortung für sich zu übernehmen. Die selbstständige Messung von Trinkmenge, Urinausscheidung, Körpergewicht, Temperatur, Blutdruck und Puls gehört zur Routine. Zusammen mit der Einnahme der zahlreichen Medikamente sollten die Daten in einem kleinen Buch täglich dokumentiert werden. Dies kann während des stationären Aufenthaltes noch mit Unterstützung durchgeführt werden. Nach der Entlassung

„**Bei normalem Heilungsverlauf kann der transplantierte Patient nach zwei bis drei Wochen aus der Klinik entlassen werden.**"

hilft das Buch, eventuelle Abstoßungsreaktionen oder Einnahmefehler rechtzeitig zu erkennen.

Bei normalem Heilungsverlauf kann der transplantierte Patient nach zwei bis drei Wochen aus der Klinik entlassen werden. Die Nachuntersuchungen werden jetzt entweder in der Ambulanz des Transplantationszentrums oder beim einweisenden Nephrologen oder Dialysearzt durchgeführt. In den ersten Wochen nach der Entlassung sind diese Vorstellungen noch mehrfach wöchentlich erforderlich, können aber bei stabiler Transplantatfunktion zeitlich immer weiter ausgedehnt werden. Denn die Mehrzahl der Abstoßungsreaktionen treten innerhalb der ersten Wochen, seltener im weiteren Verlauf nach der Transplantation auf. Falls der Verdacht auf eine solche Abstoßungsreaktion aufkommt, muss ein Gewebezylinder aus der transplantierten Niere entnommen werden, um die Diagnose zu sichern. In diesem Fall ist wieder eine kurzfristige stationäre Aufnahme erforderlich.

15. DER MECHANISMUS DER ABSTOSSUNGSREAKTION

Bei einer Abstoßungsreaktion setzen sich die Zellen des körpereigenen Abwehrsystems mit den Zellen des transplantierten Organs auseinander. Ohne therapeutisches Eingreifen gehen dabei Transplantatzellen unter, so dass das Transplantat nicht mehr arbeiten kann.

Hyperakute Abstoßung/akzelerierte Abstoßung
Eine hyperakute Abstoßung wird bei vorsensibilisierten Empfängern beobachtet. Durch eine frühere Sensibilisierung haben sich bei dem Empfänger Antikörper gegen Gewebsmerkmale des Spenders ausgebildet. Diese Antikörper aus dem Empfängerblut binden sich an Oberflächenmoleküle der Gefäßwände im Transplantat. Die Reaktion beginnt unmittelbar nach Freigabe des Blutstroms. Sind die Antikörper an das Transplantat gebunden, wird die Komplement- und Gerinnungskaskade aktiviert. Blutgerinnsel, Einblutungen ins Transplantat und schließlich die Zerstörung des Transplantats sind die Folge. Klinisch schwillt das transplantierte Organ innerhalb von Minuten bis Stunden an und verfärbt sich livid-bläulich. Diese Form der Abstoßung geht zudem oft mit einer komplett ausbleibenden Transplantatsfunktion beziehungsweise mit einem plötzlichen Funktionsverlust einher. Sie ist in der Regel nicht therapierbar. Um eine hyperakute Abstoßung auszuschließen, führt man vor jeder Transplantation eine so genannte „Cross match"-Untersuchung durch. Bei positivem Ergebnis liegen Antikörper gegen Merkmale des Empfängers vor. Hyperakute Abstoßungsreaktionen kommen nur äußerst selten vor.

Akute Abstoßung
Die zellulären Komponenten des Abwehrsystems des Empfängers, vor allem die T-Lymphozyten, lösen die akute Abstoßung aus. Die T-Lymphozyten erkennen die fremden Moleküle auf der Zelloberfläche der Gefäßwände beziehungsweise des Transplantatgewebes. Die abwehrfähigen Zellen sammeln sich entweder an den Gefäßwänden des Transplantats oder im Gewebe und beginnen mit der Zerstörung. Die Unterscheidung, ob eine Abstoßungsreaktion sich hauptsächlich in Gefäßen oder im Nierengewebe abspielt, ist nur durch eine mikroskopische Untersuchung eines Gewebezylinders (Biopsie) möglich. In der Regel ist eine rechtzeitig erkannte akute Abstoßungsreaktion durch die gängigen Immunsuppressiva sicher zu behandeln. Ohne Immunsuppression ist das Transplantat allerdings innerhalb von sechs bis zehn Tagen verloren. Um die Gefahr rechtzeitig zu erkennen, sind regelmäßige Blutabnahmen notwendig, denn die akute Abstoßung verläuft meist ohne für den Patienten spürbare Symptome.

Chronische Abstoßung/chronische Transplantatnephropathie
Einen schrittweisen, schleichenden Vorgang mit zunehmender Einschränkung der Transplantatfunktion, ohne dass andere Erkrankungen vorhanden sind, bezeichnet man als chronische Abstoßung. Dieser Prozess zieht sich über Monate bis Jahre hin und geht mit einer Einengung der Transplantatgefäße (Transplantatvaskulopathie) und einem bindegewebigen Umbau der Transplantatniere einher. Diese Vorgänge führen zum völligen Funktionsverlust des Organs. Der genaue Mechanismus der chronischen Transplantatabstoßung ist bisher noch nicht bekannt, entsprechend sind die Behandlungsmöglichkeiten eingeschränkt. Es wird jedoch vermutet, dass sowohl immunologische als auch allgemeine Risikofaktoren wie Bluthochdruck, erhöhter Cholesterinspiegel, Virusinfektionen und Rauchen eine Rolle spielen. Aus diesem Grund spricht man heute richtiger von einer chronischen Transplantatnephropathie.

Alle mehrzelligen Lebewesen haben im Laufe von Jahrmillionen ein Abwehrsystem geschaffen, um sich vor Pilzen, Bakterien und Viren zu schützen. Durch eine **„unspezifische Abwehrreaktion"** werden Fremdkörper aller Art von im Blut kreisenden Abwehrzellen (Phagozyten oder Makrophagen) aufgenommen und vernichtet. Eine **„spezifische Abwehrreaktion"** tritt dann auf, wenn speziell geschulte oder lernfähige Zellen (Lymphozyten) nicht nur „fremd" von „eigen" unterscheiden können, sondern auch die „fremd"-Information an Tochterzellen weitergeben. Diese spezifische Abwehrreaktion dauert zwar etwas länger, ist aber wesentlich wirkungsvoller als die unspezifische Abwehrreaktion.

Die Lymphozyten stellen eine Untergruppe der weißen Blutkörperchen dar und stammen aus dem Knochenmark. Diese Zellen findet man im Blut, in der Milz, den Lymphknoten und dem gesamten lymphatischen System. Ihre Hauptaufgabe besteht darin, die Zellen im Blutkreislauf auf ihre Zugehörigkeit zum eigenen Organismus zu untersuchen. Alle Körperzellen mit Ausnahme der roten Blutzellen besitzen ein identisches Merkmal auf der Zelloberfläche, ähnlich einem Fingerabdruck. Diese Marker werden als Transplantationsantigene (Gewebemerkmale) oder auch HLA I/II-Antigene (Human lymphocytic antigene) bezeichnet. Die „patrouillierenden" Lymphozyten erkennen beim Durchwandern der transplantierten Niere das Gewebe als fremd. Sie aktivieren Killer-Lymphozyten (T-Lymphozyten) und Helfer-Lymphozyten, die spezifische Antikörper gegen die Oberflächenmarker des Transplantats bilden. Die Information wird rasch an andere Lymphozyten weitergegeben, so dass innerhalb von fünf bis acht Tagen eine heftige akute Abstoßungsreaktion ausgelöst wird, die ohne Therapie zur völligen Zerstörung der transplantierten Niere führt.

Über 60 verschiedene Transplantationsantigene sind bekannt, aus denen sich viele Millionen unterschiedliche Kombinationsmöglichkeiten zwischen Empfänger und Spender ergeben. Nur eineiige Zwillinge besitzen identische Gewebemerkmale, eine entsprechende Transplantation würde keine Abstoßungsreaktion auslösen. Durch die Gewebetypisierung kann nur ein annähernd passendes Spenderorgan ausgesucht werden. Ohne die Gabe von Medikamenten zur Unterdrückung der Abstoßungsreaktion würde die transplantierte Niere zwangsläufig als Fremdgewebe erkannt werden. Die Entdeckung der Wirkstoffe, mit welchen das Abwehrsystem und die Abstoßung unterdrückt werden können, war Grundvoraussetzung für die erfolgreiche und routinemäßige Nierentransplantation. Diese Medikamente werden als Immunsuppressiva bezeichnet und werden teilweise vor und während der Transplantation gegeben. In jedem Fall müssen nach einer Transplantation lebenslang Immunsuppressiva eingenommen werden. Sie gehören keiner einheitlichen Gruppe an und greifen an unterschiedlichen Stellen des Abwehrsystems an. Leider richtet sich die Wirksamkeit dieser Medikamente nicht nur gezielt gegen die Abwehr des Transplantates, sondern schwächt das gesamte Abwehrsystem des Empfängers und macht es empfindlicher gegenüber Infektionen. Hierzu kommt, dass sich trotz einer Behandlung mit Immunsuppressiva Abstoßungsreaktionen entwickeln können.

Um die Gefahr einer Abstoßung rechtzeitig zu erkennen, sind regelmäßige Blutabnahmen notwendig, denn die akute Abstoßung verläuft meist ohne für den Patienten spürbare Symptome.

Über 60 verschiedene Gewebsantigene sind bekannt. Hieraus ergeben sich viele Millionen unterschiedliche Kombinationsmöglichkeiten zwischen Empfänger und Spender.

16. DIE AKUTE ABSTOSSUNGSREAKTION

16.1 Erkennen der akuten Abstoßungsreaktion

In der Phase nach der Operation ist nur die akute Abstoßungsreaktion von Bedeutung. Die frühzeitige Diagnose eines solchen Vorgangs ist entscheidend für den Erfolg einer Behandlung. Daher ist es wichtig, die Warnsignale zu kennen. Folgende klinische Zeichen können auftreten **(Abb. 18)**:

- Rückgang der täglichen Harnausscheidung (bis 500 ml)
- Flüssigkeitseinlagerung im Körper (Ödeme)
- Erhöhung des Körpergewichtes
- Größenzunahme des Transplantates, gegebenenfalls in Verbindung mit Schmerzen
- Verschlechterung des Allgemeinbefindens
- Blutdruckanstieg
- Temperaturerhöhung

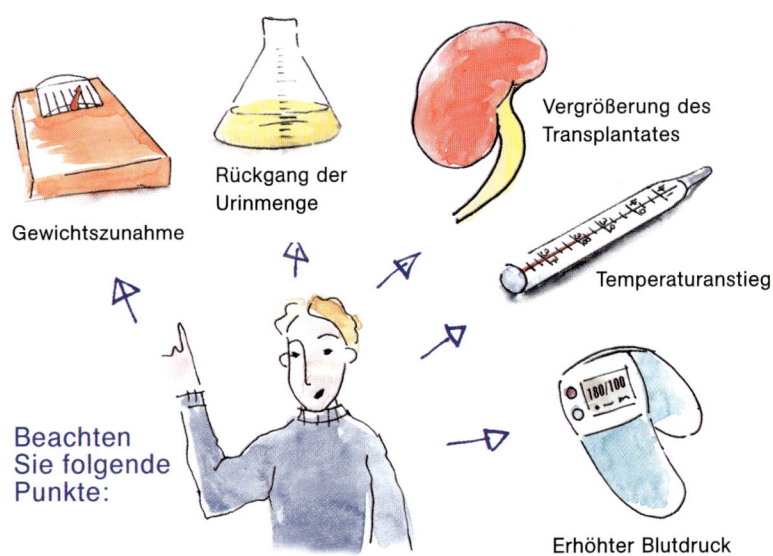

Abb. 18: Symptome einer akuten Abstoßung

Häufig sind die klinischen Zeichen nicht eindeutig, so dass zusätzliche Untersuchungen bei der Entscheidungshilfe erforderlich sind:
- Anstieg der harnpflichtigen Substanzen im Serum (Kreatinin und Harnstoff)
- Anstieg der Anzahl der weißen Blutkörperchen im Blutbild
- Erhöhung der Eiweißausscheidung im Urin
- Erhöhung des Gefäßwiderstandes in speziellen Ultraschalluntersuchungen

Falls durch diese Untersuchungen der Verdacht auf eine vorliegende Abstoßungsreaktion nicht ausgeschlossen werden kann, muss zur Diagnosesicherung eine Transplantatbiopsie durchgeführt werden. In örtlicher Betäubung wird unter Ultraschallkontrolle ein etwa 10 mal 0,8 mm großer Gewebezylinder aus der transplantierten Niere gewonnen. Solche Biopsien sind nicht schmerzhaft, da zwischen transplantierter Niere und Empfänger keine Nervenverbindungen bestehen. Allerdings kann es zu Nachblutungen aus der sehr gut durchbluteten Niere oder zu Einblutungen in das Nierenbecken kommen. Daher wird ein Sandsack auf die Punktionsstelle gelegt und vier bis sechs Stunden Bettruhe angeordnet. Der Gewebezylinder wird in das pathologische Institut zur Untersuchung eingeschickt.

16.2 Behandlung der akuten Abstoßungsreaktion

Wenn eine akute Abstoßungsreaktion histologisch diagnostiziert wurde, wird eine zusätzliche medikamentöse Behandlung eingeleitet. Die jeweilige Behandlung richtet sich nach dem histologischen Grad der Abstoßung, der Anzahl bereits stattgehabter Abstoßungsreaktionen, der Art der vorher verabreichten Immunsuppression und nach dem Allgemeinzustand des Patienten. Für jeden Patienten wird aus den folgenden Behandlungskonzepten die am besten passende Behandlung zusammengestellt.

Cortisonstoßtherapie
Hierunter versteht man die hochdosierte Gabe von Methylprednisolon (Urbason®) in Einzelgaben von 250 mg (oder 5 mg/kg Körpergewicht) für drei bis fünf Tage. Es handelt sich dabei um die Standardtherapie, wenn eine akute Abstoßungsreaktion zum ersten Mal auftritt. Die Patienten werden mit Protonenpumpenblocker oder H_2-Blocker vor Magen- und Zwölffingerdarmgeschwüren geschützt. Bei unkomplizierten Abstoßungskrisen erreicht die Niere innerhalb von drei bis vier Tagen wieder eine normalen Funktion.

Umstellung der Basisimmunsuppressiva (Calcineurininhibitoren)
Durch Wechsel von Sandimmun Optoral®/Cicloral® auf das stärker wirksame Immunsuppressivum Prograf® können Abstoßungskrisen behandelt werden.

Antikörper gegen Lymphozyten
Das Prinzip der Antikörpergabe besteht darin, dass diese an die T-Lymphozyten des Empfängers binden und so deren Wirkung behindern oder diese zerstören. Zur Wiederherstellung der normalen Lymphozytenzahl im Empfängerorganismus müssen neue Lymphozyten aus dem Knochenmark gebildet werden. Diese sind in der Regel weniger spezifisch gegen das Transplantat gerichtet, was das neuerliche Auftreten einer akuten Abstoßungsreaktion weniger wahrscheinlich macht.

Die Antikörper werden meist aus tierischen Seren gewonnen. Ihr Einsatz ist oft mit erheblichen allergischen Nebenwirkungen verbunden. Aus diesem Grund darf der Einsatz nur nach vorheriger Verträglichkeitsprüfung mit minimalen Antikörpermengen erfolgen. Auch die Anzahl der Einzelgaben ist limitiert. Derzeit stehen verschiedene Antikörper zur Verfügung. Die gängigsten sind das ATG (Anti-Thymozyten-Globulin), das ALG (Anti-Lymphozyten-Globulin) sowie das OKT3® (monoklonaler Antikörper, der aus Mäuseserum gewonnen wird). Eine der verträglichsten Darreichungsformen von Antikörpern sind Zenapax® oder Simulect®. Es handelt sich um humanisierte Antikörper gegen einen spezifischen Rezeptor auf der Oberfläche von T-Lymphozyten (IL-2-Rezeptor). Diese Antikörper sind hoch spezifisch und nahezu identisch mit menschlichen Antikörpern. Somit werden sie nicht als fremd erkannt und verursachen in der Regel keine wesentlichen Nebenwirkungen.

Plasmapherese (Eiweißtrennung)
Die Plasmapherese wird in manchen Transplantationszentren nach Versagen anderer Therapieverfahren angewendet. Ähnlich wie bei der Dialyse werden die zellulären Bestandteile des Blutes zurückgehalten. Ein Großteil der Eiweiße (und damit auch die im Blut vorhandenen Antikörper) werden durch Fremdeiweiß ersetzt. So können spezifische Antikörper aus dem Blut entfernt werden. Durch die zusätzlichen unter der Abstoßungstherapie gegebenen Medikamente wird das körpereigene Abwehrsystem noch weiter unterdrückt. Dadurch wird der Körper noch empfindlicher gegenüber Infektionen durch Bakterien, Pilze und Viren. Unter Umständen muss der Patient daher bei dieser Form der Abstoßungstherapie isoliert und intensiv überwacht werden.

17. DIE MEDIKAMENTE

17.1 Immunsuppressiva

Solange die transplantierte Niere funktioniert, muss der Transplantatempfänger regelmäßig Medikamente einnehmen, die das Abwehrsystem schwächen. Es gibt drei Hauptgruppen solcher Immunsuppressiva, die an verschiedenen Stationen des Abwehrsystems ihre hemmende Wirkung ausüben. Die drei Hauptgruppen werden zur so genannten „Triple Drug Therapy" kombiniert. Bei stabiler Transplantatfunktion kann die Dosis der einzelnen Medikamente schrittweise reduziert werden.

Zur Hemmung des Abwehrsystems bei Transplantation findet in der Regel jeweils ein Medikament der drei Hauptgruppen Verwendung:

Gruppe	Handelsname	Wirkstoff
Basisimmun-suppressiva	Sandimmun Optoral®/ Cicloral® Prograf® Rapamune®	Ciclosporin Tacrolimus Sirolimus
Kortison	Decortin® Urbason®	Prednisolon Methylprednisolon
Zellteilungshemmer	Imurek® CellCept®	Azathioprin Mycophenolat Mofetil/ MMF

Die Basisbehandlung der transplantierten Patienten erfolgt in der Regel mit einer Kombination aus Calcineurininhibitor und Purinsynthesehemmer oder mit einem "TOR"-Inhibitor. Die Wirkungsweise der Calcineurininhibitoren (Sandimmun Optoral®, Prograf®, Cicloral®) ist ähnlich und daher treten auch vegleichbare Nebenwirkungen auf. Das Medikament Sandimmun war das erste

Immunsuppressivum mit spezifischer Wirkung auf T-Lymphozyten. Prograf® wurde circa zehn Jahre später entwickelt und ist in der immunsuppressiven Wirkung stärker als Sandimmun Optoral®. Cicloral® ist eine bioäquivalente Form des Ciclosporin und wurde erst vor kurzem zugelassen. Sandimmun Optoral®, Prograf® und Cicloral® gehören zu der Gruppe der Calcineurininhibitoren und hemmen vor allem die Übertragung von genetischen Informationen (Transkriptionsprozesse) im Zellkern von T-Lymphozyten. Dadurch wird Vermehrung und Aktivierung von T-Zellen verhindert. Diese sind mitverantwortlich für akute Abstoßungen. Das Präparat Rapamune® ist ein "TOR"-Inhibitor, der außerhalb des Zellkerns im Zellplasma die cytokinvermittelte Teilung von T-Zellen hemmt und damit ebenso Vermehrung und Aktivierung von T-Zellen verhindert.

Im folgenden Absatz sollen die wichtigsten Basisimmunsuppressiva kurz vorgestellt werden.

Sandimmun Optoral®/Cicloral® (Ciclosporin)
Wirkung: Spezifische Hemmung der T-Zellinteraktion und Aktivierung.
Indikation: Basisimmunsuppressivum bei Transplantation.
Anwendung: Einnahme in zwei Einzeldosen nach Spiegelbestimmung. Die Erstdosis errechnet sich aus dem Körpergewicht multipliziert mit drei (Körpergewicht von 75 kg = 225 mg Sandimmun Optoral® als Einzelgabe morgens und abends). Spiegelbestimmungen durch Nüchternblutwert in der Regel durch Blutabnahme morgens. Daher sollte das Medikament erst nach der Blutabnahme eingenommen werden (Zielspiegel innerhalb der ersten Wochen 150 bis 200 ng/ml, später 80 bis 120 ng/ml).
Nebenwirkungen: vermehrter Haarwuchs, Zahnfleischwucherungen, Veränderung der Leberwerte,

> "Die Calcineurininhibitoren hemmen vor allem die Übertragung von genetischen Informationen im Zellkern von T-Lymphozyten."

Erhöhung des Blutdruckes, Schädigung der Niere (Überdosierung), neurologische Veränderungen, Erhöhung der Blutfette, Diabetes.

Prograf® (FK506, Tacrolimus)
Wirkung: Spezifische Hemmung der T-Zellinteraktion und Aktivierung.
Indikation: Basisimmunsuppressivum bei Transplantation.
Anwendung: Einnahme in zwei Einzeldosen oral nach Spiegelbestimmung. Die Erstdosis in Milligramm entspricht einem Zehntel des Körpergewichts, verteilt auf zwei Einzeldosen (in der Regel 3 bis 4 mg für Erwachsene). Spiegelbestimmungen durch Nüchternblutwert in der Regel durch Blutabnahme morgens, daher sollte das Medikament erst nach der Blutabnahme eingenommen werden (Zielspiegel innerhalb der ersten Wochen 8 bis 14 ng/ml, später 5 bis 12 ng/ml).
Nebenwirkungen: Händezittern (Tremor), Kopfschmerzen, Schlaflosigkeit, Unruhe. Zusätzlich treten Durchfälle, Übelkeit, Stoffwechselstörungen (Diabetes), Nierenschädigung (Überdosierung), Bluthochdruck, Haarausfall auf.

Rapamune® (Sirolimus)
Wirkung: Selektive Hemmung der Informationsübermittlung zwischen den Lymphozyten, Teilungshemmung von Zellen.
Indikation: Immunsuppressivum bei Transplantation.
Anwendung: Einnahme in einer Dosis nach Spiegelbestimmung. Halbwertszeit über 72 Stunden. Spiegelbestimmung derzeit nur in spezialisierten Zentren möglich.
Nebenwirkungen: Erhöhung der Blutfette (Triglyceride und Cholesterin), Abfall der Blutplättchen und weißen Blutkörperchen (Thrombozytopenie, Leukozytopenie), Wundheilungsstörung, erhöhte Thromboseneigung, Anämie, Gelenkschmerzen, verstärkte Nierenschädigung bei gleichzeitiger Gabe mit Ciclosporin.

Die Cortisontherapie wird zusätzlich zur Basistherapie durchgeführt. Diese Art der Immunsuppression wirkt unspezifisch auf das gesamte Abwehrsystem des Körpers:

Decortin®/Urbason® (Prednisolon/Methylprednisolon)
Wirkung: Unspezifische Hemmung des gesamten Immunsystems.
Indikation: Unterstützung der Basisimmunsuppression bei Organtransplantation.

Dosierung: Initial hochdosierte Gabe mit langsamer schrittweiser Dosisreduktion. Bei stabiler Transplantatfunktion kann gegebenenfalls auf die Cortisongabe ganz verzichtet werden.

Nebenwirkungen: Magen- und Zwölffingerdarmgeschwüre mit Magenblutung, Umbau der Fettablagerungen mit Ausbildung eines Mondgesichts und Stammfettsucht, vermehrtes Auftreten von Thrombosen, Bluthochdruck, vorübergehend Zuckerkrankheit (Diabetes mellitus), Entkalkung des Knochens mit Knochenbrüchen (vermehrt Hüftkopfnekrosen), Gewichtszunahme, Akne im Gesicht und im Brustbereich, grüner oder grauer Star, Psychosen.

Als Zellteilungshemmer und dritte Stütze der „Triple Drug Therapy" stehen drei weitere Medikamente zur Verfügung:

Imurek® (Azathioprin)

Wirkung: Hemmt alle sich schnell teilenden Zellen (Zellproliferationshemmer), unspezifische Wirkung auf das Immunsystem.

Indikation: Unterstützung der Basisimmunsuppressiva bei Organtransplantation.

Dosierung: Einnahme in ein oder zwei Einzeldosen ohne Spiegelbestimmung.

Nebenwirkungen: Wirkt auf das Knochenmark und verhindert die Bildung von roten Blutkörperchen (Anämie), Nachbildung der weißen Blutkörperchen und verminderte Nachbildung der Blutplättchen (erhöhte Blutungsneigung), Magenbeschwerden, Übelkeit, Haarausfall, Erhöhung der Leberwerte bis zum Leberausfall, da Azathioprin in der Leber verstoffwechselt wird.

CellCept® (Myophenolat Mofetil, MMF)

Wirkung: Besitzt zusätzliche Angriffspunkte innerhalb des Immunsystems. Unter anderem wird relativ

> „Alle Immunsuppressiva verursachen als zusätzliche Nebenwirkung eine erhöhte Infektneigung."

spezifisch die Vermehrung von B-Lymphozyten, die für die Antikörperbildung verantwortlich sind, gehemmt.
Indikation: Unterstützung der Basisimmunsuppressiva bei Organtransplantation.
Dosierung: Zwei Einzeldosen von je 0,5 bis 1g MMF morgens und abends. Eine Spiegelbestimmung ist zwar technisch möglich, korreliert allerdings nur wenig mit dem klinischen Ergebnis.
Nebenwirkungen: Störungen im Magen-Darmbereich, Durchfall, Bauchspeicheldrüsenentzündung, Senkung der Anzahl der weißen Blutkörperchen und Blutplättchen.

Alle erwähnten Medikamente verursachen als zusätzliche Nebenwirkung eine erhöhte Infektneigung. Nahezu alle aufgelisteten Nebenwirkungen und Komplikationen sind möglich, müssen aber nicht auftreten oder bilden sich in der Regel nach Reduktion der Dosis zurück. Aufgrund des komplexen Wirkungsmechanismus dieser Immunsuppressiva sind erhebliche Wechselwirkungen mit anderen teils völlig harmlosen Medikamenten bekannt. So kann zum Beispiel die Einnahme von Johanniskraut, eines häufig verwendeten, rein pflanzlichen Medikamentes zur Behandlung von Angst, die Serumspiegel von Ciclosporin stark senken und das Transplantationsergebnis gefährden. Daher ist es von großer Wichtigkeit, vor einer zusätzlichen Medikamenteneinnahme den behandelnden Arzt um Rat zu fragen.

Die täglich eingenommene Menge von Sandimmun Optoral®, Prograf®, Cicloral® oder auch Rapamune® kann bei den einzelnen Patienten erheblich variieren. Die unterschiedliche Dosis hängt von der unterschiedlichen Geschwindigkeit ab, mit der jeder einzelne Patient das Medikament in seinem Körper aufnimmt und wieder abbaut.

Alle Nebenwirkungen und Komplikationen sind möglich, müssen aber nicht auftreten.

17.2 Begleitmedikation

Oftmals müssen zusätzlich zur Immunsuppression noch eine Reihe anderer Medikamente verabreicht werden. Sie werden gegeben, wenn Begleiterkrankungen wie Bluthochdruck oder erhöhte Blutfette vorliegen und wenn Nebenwirkungen der Immunsuppression zu erwarten sind. Teilweise unterstützen sie auch die Transplantatfunktion. Der Einsatz und die Art der Begleitmedikation variiert von Zentrum zu Zentrum. Aus diesem Grund erheben die folgenden Ausführungen keinen Anspruch auf Vollständigkeit oder alleinige Gültigkeit.

Medikamente zur Stabilisierung der Transplantatfunktion nach Transplantation

- **Dopamin:** Dieses Medikament wird früh postoperativ (in der Regel ein bis drei Tage) über eine Spritzenpumpe (Perfusor) kontinuierlich appliziert. Früher ging man davon aus, dass Dopamin in niedrigen Dosen (so genannte „Nierendosis") direkt durchblutungsfördernd auf die Niere wirkt. Heute gilt die Vorstellung der Nierendosis nicht mehr, man geht davon aus, dass die verbesserte Nierendurchblutung Ausdruck einer Blutdruckstabilisierung im ganzen Körper ist.
- **Prostavasin® (Alprostadil):** Auch dieses Medikament dient der Förderung der Transplantatdurchblutung und wird bis zum Einsetzen einer stabilen Transplantatfunktion (ein bis drei Tage) über einen Perfusor kontinuierlich verabreicht.
- **Lasix® (Furosemid)** ist ein Medikament, welches die Urinausscheidung über die Niere fördert (Diuretikum). Es wird häufig unmittelbar postoperativ kontinuierlich über einen Perfusor, im weiteren Verlauf in absteigenden Dosen oral gegeben. Bei einer stabilen Nierenfunktion kann es oftmals ganz abgesetzt werden.

> „Es gibt viele immunsuppressive Medikamente. Welche Kombination angewendet wird, entscheidet der Arzt."

Medikamente zur Vorbeugung einer Thrombose beziehungsweise Embolie
▶ **Heparin:** Dieses Medikament dient der Thromboembolie-Prophylaxe, die bei jedem Krankenhausaufenthalt erforderlich ist. Unter einer Thrombose versteht man die Bildung eines Blutgerinnsels (vor allem in den tiefen Beinvenen), unter einer Embolie die Verschleppung dieses Gerinnsels in andere Organe (zum Beispiel Lunge – Lungenembolie, Gehirn – Schlaganfall). Zu einer Thrombose kommt es vor allem im Zusammenhang mit längeren Liegezeiten der Patienten nach größeren Operationen. Einmal täglich wird Heparin unter die Haut am Bauch, beziehungsweise nach der Operation in den Oberarm gespritzt. Unmittelbar nach der Transplantation wird Heparin über einen Perfusor verabreicht. Durch diese kontinuierliche Heparingabe (ein bis drei Tage) soll zusätzlich die Ausbildung von Blutgerinnseln im Transplantat und damit eine Verstopfung von Transplantatgefäßen verhindert werden.

Medikamente zur Abschwächung von Nebenwirkungen der Immunsuppression
▶ **Protonenpumpenhemmer und H2-Blocker (z. B. Antra® bzw. Pepdul®):** Diese Wirkstoffklasse hemmt die Säureproduktion im Magen und beugt so der Entstehung eines Magengeschwürs vor. Magengeschwüre sind oftmals stressbedingt (zum Beispiel nach operativen Eingriffen), aber auch Nebenwirkungen verschiedener Medikamente (zum Beispiel Cortison).

Medikamente zur Vorbeugung einer Infektion
▶ **Mucosolvan® (Ambroxol) oder Fluimmucil® (N-Acetylcystein)** zählen zu den schleimlösenden Medikamenten. Sie lösen den Schleim in den

Aufgrund der komplexen Wirkungsmechanismen der Immunsuppressiva sind erhebliche Wechselwirkungen mit anderen teils völlig harmlosen Medikamenten bekannt.

Atemwegen und erleichtern das Abhusten. Somit wird der Entstehung einer Lungenentzündung vorgebeugt. In der Regel werden diese Medikamente nur während des stationären Aufenthalts gegeben.

▶ **Antimykotika:** Unter diesem Begriff versteht man Medikamente zur Behandlung und Vorbeugung einer Pilzinfektion (vor allem durch Candida). Da unter Immunsuppression der Organismus anfälliger für alle Arten von Infektionen, unter anderem auch für Pilzinfektionen ist, wird ein lokal wirksames Pilzmittel (z. B. Nystatin®) zur Prophylaxe einer Pilzinfektion im Magen-Darmbereich gegeben. Vereinzelt kann zur Vorbeugung ein Antimykotikum (zum Beispiel: Diflucan®, Fluconazol) zusätzlich verabreicht werden. Auch bei der Therapie nachgewiesener Pilzinfektionen kommt es zum Einsatz.

▶ **Virostatika:** Medikamente, welche die Vermehrung von Viren und damit die Ausbreitung einer Virusinfektion verhindern, nennt man Virostatika. Nach Transplantation ist vor allem eine mögliche Neuinfektion beziehungsweise die Reaktivierung einer bereits stattgehabten Infektion mit Cytomegalieviren (CMV) von Bedeutung. Zur Prophylaxe und Therapie einer solchen Infektion kommt vor allem Cymeven® (Ganciclovir) zum Einsatz. Im Falle einer CMV-Infektion wird es in Abhängigkeit von der Nierenfunktion dosiert und zunächst für circa drei Wochen intravenös, später für zwei bis drei Monate oral gegeben.

> **Insbesondere vor dem Wochenende und längeren Perioden mit Feiertagen sollte jeder transplantierte Patient überschlagsmäßig kalkulieren, ob die Vorräte an Medikamenten ausreichen.**

17.3 Zeitpunkt der Medikamenteneinnahme

Die Immunsuppressiva Sandimmun Optoral®, Prograf®, Cicloral® oder CellCept® müssen alle zwölf Stunden in die Blutbahn gelangen, um einen gleichmäßigen

Spiegel im Blut zu erreichen. Bei einer morgendlichen Einnahme um 9.00 Uhr erfolgt die abendliche Einnahme um 21.00 Uhr. Cortison wird in der Regel nur morgens (zum Beispiel um 9.00 Uhr) eingenommen. Es ist sehr wichtig, den Zwölf-Stunden-Rhythmus einzuhalten und die Immunsuppressiva exakt dosiert einzunehmen. Wird die verordnete Medikamentendosierung nicht eingehalten oder die Medikamenteneinnahme völlig ausgelassen, kann dies zu einer Abstoßungsreaktion mit Schädigung der Nierenfunktion und verkürztem Transplantatüberleben führen. Hilfreich kann eine Uhr mit Timerfunktion sein, um die Einnahmezeiten der wichtigen Immunsuppressiva nicht zu vergessen. Es empfiehlt sich, jeden Abend die Medikamente für den nächsten Tag vorzubereiten, um stets einen guten Überblick zu haben und nicht die Einnahme der wichtigen Arzneien zu vergessen. Insbesondere vor dem Wochenende und längeren Perioden mit Feiertagen sollte jeder transplantierte Patient überschlagsmäßig kalkulieren, ob die Vorräte an Medikamenten ausreichen.

18. KOMPLIKATIONEN DER NIERENTRANSPLANTATION

Bei Komplikationen, die im Zusammenhang mit einer Nierentransplantation stehen, muss man zwischen den rein operativen und den durch die Immunsuppression bedingten Komplikationen unterscheiden. Das Risiko, dass die einzelnen Komplikationen auftreten, ist von verschiedenen Begleitfaktoren (Begleiterkrankungen, Allgemeinzustand des Patienten, Voroperationen etc.) abhängig und variiert von Patient zu Patient. In jedem Fall ist es ratsam, vor einer eventuellen Transplantation in einem ausführlichen Aufklärungsgespräch gemeinsam mit den betreuenden Ärzten das individuelle Risikoprofil zu ermitteln. Die folgenden Ausführungen können und sollen ein derartiges Aufklärungsgespräch nicht ersetzen.

18.1. Operative Komplikationen
Wundheilungsstörungen
Durch jeden operativen Eingriff entsteht eine Wundfläche. Diese umfasst nicht nur den äußerlich sichtbaren Anteil (umgangssprachlich als OP-Wunde bezeichnet), sondern auch tiefer gelegene Wundflächen, die im Rahmen der operativen Maßnahmen entstehen, zum Beispiel Eröffnen der tieferen Schichten der Bauchwand, Freipräparieren von Gefäßen. Im Normalfall leitet der Organismus unmittelbar nach der Operation Vorgänge ein, die Schritt für Schritt zu einem narbigen Umbau der Wundflächen und somit zur Wundheilung führen. Diese Vorgänge sind keineswegs zeitgleich mit der Wundheilung an der Haut abgeschlossen, vielmehr dauert dieser Prozess je nach Operationswunde bis zu mehreren Monaten.

Zu Störungen der Wundheilung kommt es vor allem im Zusammenhang mit kleineren Nachblutungen, die zu einer Ansammlung von Blut im Wundgebiet (Wundhämatom) führen. Diese Wundhämatome können sich infizieren. Dadurch kann sich die Wundheilung verzögern, unter Umständen bilden sich kosmetisch störende Narben. Gerade im Zusammenhang mit der nach einer Transplantation verabreichten Immunsuppression kann es vermehrt zu solchen Wundinfekten mit nachfolgender Wundheilungsstörung kommen. Regelmäßige Wundkontrolle und Verbandswechsel helfen, derartige Komplikationen frühzeitig zu erkennen und zu therapieren. In seltenen Fällen kann es notwendig sein, Operationsnähte teilweise oder ganz zu entfernen, um den Abfluss einer so entstandenen Eiteransammlung zu ermöglichen. Das Nahtmaterial wird circa drei Wochen nach einer Transplantation entfernt.

Sepsis
In seltenen Fällen kann sich ein Wundinfekt ausbreiten. Verteilen sich Eitererreger (vor allem Bakterien) über die Blutbahn, so spricht man von einer Sepsis. Rezidivierende Fieberschübe bis hin zum Versagen verschiedener Organfunktionen können die Folge sein. In jedem Fall ist eine längerfristige medikamentöse Therapie, gegebenenfalls auf einer Intensivstation, erforderlich. Eine Sepsis stellt nach wie vor ein sehr ernst zu nehmendes Krankheitsbild dar. Durch engmaschige Kontrolle ist jedoch auch hier die Früherkennung und eine adäquate Therapie möglich. Daher wird heute nur noch in sehr seltenen Fällen nach einer Nierentransplantation das Vollbild einer Sepsis beobachtet.

Verletzung von Begleitstrukturen
Um die Transplantatniere erfolgreich an den Kreislauf beziehungsweise an die Blase des Empfängers anzuschließen, ist es erforderlich, die entsprechenden Strukturen frei zu präparieren. Dies gelingt meist mit kalkulierten, selten mit komplikativen Verletzungen von so genannten Begleitstrukturen (Gefäße, Lymphgefäße, Nerven, Muskulatur, Darm). Im Wesentlichen werden die folgenden Komplikationen beobachtet:

▶ **Lymphgefäßverletzung und Lymphozele:** Die Beckengefäße sind von einem Netz aus Lymphgefäßen umgeben, die teilweise abpräpariert beziehungsweise durchtrennt werden müssen. Kommt es hierbei zu Undichtigkeiten im Bereich der Lymphbahnen, so spricht man von einer Lymphfistel. Diese verschließt sich in der Regel spontan. Werden größere Lymphmengen (über 500 ml/Tag) abgesondert, kann sich Lymphe im Operationsgebiet beziehungsweise um das Transplantat herum ansammeln (Lymphozele). Für den Fall, dass eine derartige Lymphozele die Funktion der Transplantatniere beeinträchtigt, wird ein Folgeeingriff, eine Lymphozelenfensterung, erforderlich. Hierbei wird eine kleine Öffnung in das Bauchfell geschaffen, so dass die Lymphe in den Bauchraum abfließen kann.

▶ **Gefäßverletzungen und Gefäßkomplikationen:** Bei der Präparation der Gefäße kann es zu Blutungen kommen, die in der Regel bereits während der Operation gestillt werden können. Selten treten Nachblutungen auf, die, sofern sie ein bestimmtes Maß überschreiten, durch eine erneute Operation behoben werden müssen. Außerdem können Gefäßnähte undicht sein, so dass es nachblutet und sich ein Wundhämatom bildet. Eine erneute Operation zur Blutstillung kann erforderlich werden. Im Extremfall müssen größere Blutverluste auch durch Gabe von Fremdblut (Transfusion) ausgeglichen werden.

Spontan auftretende Blutgerinnsel können Transplantatgefäße verschließen. Rechtzeitig erkannt, kann oftmals durch eine erneute Operation das Blutgerinnsel entfernt und das Transplantat erhalten werden. Gelingt dies nicht rechtzeitig, muss das abgestorbene und funktionslose Organ entfernt werden.

Auch im Rahmen von Abstoßungsepisoden und Wundinfektionen können Gefäßnähte undicht werden. Sehr starke Abstoßungsreaktionen führen gelegentlich zu einer Schwellung des Transplantates, im Extremfall zu einem Zerreißen der Nierenkapsel. Dann ist eine Notoperation zur Blutstillung und Entfernung des Transplantates erforderlich. Als Spätkomplikation bilden sich oftmals Wochen nach einer Transplantation Verengungen im Bereich der Gefäßnähte. Sie werden durch Narbenbildung hervorgerufen und müssen, sofern sie die Durchblutung des Transplantats vermindern und damit seine Funktion einschränken, behoben werden. Dies kann häufig minimal invasiv im Rahmen einer radiologischen Kontrastmitteldarstellung der Gefäße erfolgen. In seltenen Fällen ist eine Reoperation erforderlich.

Oftmals kommt es nach einer Nierentransplantation aus noch ungeklärten Ursachen zu einem Verschluss des Dialyseshunts. Bei stabiler Transplantatfunktion kann auf eine Wiederherstellung der Funktion des Shunts verzichtet werden.

Urologische Komplikationen
Ist die Nahtstelle des Transplantatureters an der Empfängerblase undicht, kann sich in der Frühphase nach der Transplantation eine Urinfistel bilden, bei der sich Urin spontan durch die Wunde oder über die noch liegende Wunddrainage entleert. Ursache ist häufig die aufgrund der verzögerten Wundheilung unter Immunsuppressiva nicht ausreichend verheilte Verbindung zwischen Harnblase und Harnleiter des Transplantates. Oft verheilt diese Fistel nach Einlage eines Katheters in die Harnröhre oder Blase. In seltenen Fällen muss die Verbindung zwischen Harnleiter und Harnblase neu genäht werden.

Gelegentlich beobachtet man auch undichte Stellen am Nierenbecken oder am Harnleiter, an denen vom Operateur keine Veränderungen vorgenommen worden sind. Möglicherweise sind Abstoßungsepisoden dafür verantwortlich. Zur Korrektur stehen eine Reihe verschiedener urologischer Techniken zur Verfügung.

18.2. Komplikationen im Zusammenhang mit der Immunsuppression

Die Immunsuppression nach Transplantation führt zu einer allgemeinen Abwehrschwäche, die verschiedenste Probleme mit sich bringt. Die Komplikationen, die früh nach der Operation auftreten, sind hierbei von den Langzeitkomplikationen der Immunsuppression zu unterscheiden.

> Durch Umstellung der Immunsuppression kann gegebenenfalls das Fortschreiten der Nierenschädigung aufgehalten und die Transplantatfunktion langfristig erhalten werden.

Frühpostoperative Komplikationen der Immunsuppression

Transplantatempfänger haben gegenüber nicht immunsupprimierten Patienten kurz nach der Operation eine leicht erhöhte Komplikationsrate. Ursache dafür ist vor allem das in hohen Dosen verabreichte Cortison. Daneben besteht gerade in dieser Phase ein besonders hohes Risiko für Infektionen.

Langzeitkomplikationen der Immunsuppression

Die wichtigsten Langzeitkomplikationen unter Immunsuppression sind die lebenslang erhöhte Infektanfälligkeit, ein gegenüber der Normalbevölkerung erhöhtes Tumorrisiko und der Bluthochdruck.

▶ **Infektanfälligkeit:** Bedingt durch die Immunsuppression besteht eine erhöhte Infektanfälligkeit. Insbesondere so genannte opportunistische Erreger, das heißt Erreger, die für immunkompetente gesunde Menschen in der Regel nicht gefährlich sind, stellen ein Problem dar. So bleibt

> Eine regelmäßige Vorsorgeuntersuchung (1x pro Jahr) ist für immunsupprimierte Patienten Pflicht.

lebenslang das Risiko deutlich erhöht, an einer Lungenentzündung (vor allem mit atypischen Erregern wie Pneumocystis carinii) beziehungsweise an einem Harnwegsinfekt zu erkranken. Zu den wichtigsten opportunistischen Erregern zählen unter anderem Pilze (vor allem Candida und Aspergillus) sowie verschiedene Viren (Cytomegalie-Viren und Herpessimplex-Viren).

▶ **Tumorrisiko:** Die Einführung effektiver Immunsuppressiva hat in den letzten Jahren dazu geführt, dass das durchschnittliche Transplantatüberleben stetig angestiegen ist. Gleichzeitig bedeutet dies aber auch, dass der Zeitraum, in dem die Immunsuppression eingenommen werden muss, ständig länger wird. Inzwischen liegen Daten vor, die belegen, dass zehn Jahre nach erfolgreicher Transplantation die Häufigkeit bestimmter Tumoren im Vergleich zur Normalbevölkerung erhöht ist. Besonders häufig sind hiervon die Haut, die verbliebenen Eigennieren, weibliche Geschlechtsorgane und das blutbildende System (Lymphome) betroffen. Regelmäßige Kontrolluntersuchungen helfen, derartige Tumore frühzeitig zu erkennen und eine entsprechende Therapie einzuleiten.

Schädigung der Transplantatniere durch Immunsuppressiva
Ciclosporin und Tacrolimus können die Nieren im Falle von zu hohen Spiegeln direkt schädigen. Wichtiger und wesentlich häufiger ist allerdings die Schädigung der Transplantate durch Bluthochdruck. Sowohl Ciclosporin als auch – wenngleich in geringerem Ausmaß – Tacrolimus führen zu Bluthochdruck. Gelingt es nicht, den Blutdruck zu senken, wird die Niere geschädigt. Ein schleichender Funktionsverlust des Transplantats, der schließlich erneut zur Dialysepflicht führt, kann die Folge sein. Regelmäßige Kontrollen der Nierenfunktion, bei konkretem Verdacht auch eine Nierenbiopsie, ermöglichen hier die Früherkennung. Durch Umstellung der Immunsuppression von Ciclosporin auf Tacrolimus kann gegebenenfalls der Blutdruck gesenkt, das Fortschreiten der Nierenschädigung aufgehalten und die Transplantatfunktion langfristig erhalten werden.

Kardiovaskuläres Risiko
Bluthochdruck, Fettstoffwechselstörungen und Diabetes mellitus tragen zur Erhöhung des kardiovaskulären Risikos bei. Die zur Verfügung stehenden Immunsuppressiva sind in unterschiedlichem Maße an diesen Veränderungen beteiligt **(siehe Tabelle nächste Seite)**. Gelingt es nicht, den Blutdruck und

den Fettstoffwechsel zu normalisieren, führen diese Faktoren nicht nur zum Transplantatverlust, sondern begünstigen auch die Entwicklung von Herzinfarkten und Schlaganfällen. Wichtig ist hier der Verzicht auf Nikotin und eine engmaschige Überprüfung der Risikofaktoren sowie deren zeitgerechte Therapie. Leider bedingt dies in vielen Fällen neben diätetischen Einschränkungen die Einnahme weiterer Medikamente.

Mögliche Wirkungen von Immunsuppressiva auf Herz-Kreislauf-Risikofaktoren

	Bluthochdruck	Fettstoffwechselstörungen	Diabetes
Sandimmun Optoral® / Cicloral® (Ciclosporin)	++	++	+
Prograf® (Tacrolimus)	+	+	++
Urbason® (Methylprednisolon)	++	++	+++
Rapamune® (Sirolimus)	–	+++	–
CellCept® (Mycophenolat Mofetil)	–	–	–

– keine + schwach ++ mäßig +++ stark

19. KOMPLIKATIONEN DURCH INFEKTION

Bis heute gibt es keine auf die Transplantatabstoßung beschränkte immunsuppressive Behandlung. Durch jede medikamentöse Behandlung, die die Abstoßungen des transplantierten Organs verhindert, wird auch die körpereigene Abwehr gegen Bakterien, Viren und Pilze behindert.

Wundinfektion
Insbesondere die hochdosierte Gabe von Cortison und Zellproliferationshemmern (Mycophenolat-Mofetil, Sirolimus oder Azathioprin) führt häufig zu Wundheilungsstörungen. Bakterien finden in dem meist feuchten Wundmilieu optimale Bedingungen für eine rasche Vermehrung. Falls es bei der Operation zur Verletzung von Lymphgefäßen kommt und sich eine Lymphfistel ausbildet, liegen auch hier in nährstoffhaltigen Flüssigkeiten optimale Lebensbedingungen für Bakterien vor.

Lungenentzündung
Die Lungenentzündung ist bei allen größeren Operationen eine gefürchtete Komplikation. Schon bei Gesunden sind die Luftwege (Bronchien) mit Bakterien besiedelt. Bei gesteigerter Schleimproduktion der Bronchien nach einer Narkose vermehren sich die Bakterien. Raucher sind besonders gefährdet. Regelmäßige intensive Atemtherapie und „Abhusten" von Schleim stellt die wirksamste Prophylaxe dar. Bei immunsupprimierten Patienten ist die Gefahr der Lungeninfektion besonders groß, da das Abwehrsystem in der Schleimhaut der Bronchien nicht vollständig funktioniert.

Harnwegsinfektion
Durch die Einlage eines Katheters in Blase oder Harnleiter können die auf der Haut vorkommenden Bakterien in die Blase gelangen. Dies ist dann die Ursache von Harnwegsinfektionen. Um solche Infektionen frühzeitig zu erkennen und behandeln zu können, werden während des stationären Aufenthaltes mehrfach Urinproben entnommen. Bei immunsupprimierten Patienten wird von einer behandlungsbedürftigen Blaseninfektion bereits bei einer Keimzahl von 10 000/ml Urin gesprochen. Harnwegsinfektionen verlaufen oft ohne wesentliche Krankheitssymptome und machen sich meist nur durch eine geringe Temperaturerhöhung und häufigen, schmerzhaften Harndrang bemerkbar. Bei stärkeren Infektionen können auch die harnpflichtigen Substanzen (Kreatinin/Harnstoff) ansteigen und Schmerzen im Transplantatlager entstehen. Die Bakterien können sich nicht nur in der Harnblase, sondern auch im Nierenbecken ausbreiten. Hat eine Infektion das

Nierenbecken beziehungsweise die Niere erreicht, spricht man von einer Pyelonephritis.

Um dem Fortschreiten eines Harnwegsinfektes vorzubeugen, wird frühzeitig antibiotisch behandelt. Hierbei sollte immer ein Antibiogramm, das heißt, eine Testung des Erregers auf Empfindlichkeit gegenüber dem eingesetzten Antibiotikum, angefertigt werden. Bei häufigen Harnwegsinfektionen sollte man nach Ursachen wie Rückfluss des Urins von der Blase in die Transplantatniere oder übermäßige Stauung im Nierenbecken suchen.

Pilzinfektionen

Geringe Mengen von Pilzen (Aspergillus, Candida) befinden sich auf jeder Schleimhaut. Das physiologische Pilzwachstum unterliegt einem natürlichen Gleichgewicht zwischen Wachstum und Abbau. Bei einer Hemmung des Abwehrsystems können vermehrt Pilze auf der Mundschleimhaut, in der Speiseröhre und in den Bronchien wachsen, vor allem Candida (Candidiasis). Auch Infektionen der Atemwege mit Aspergillen wurden beobachtet. In diesem Zusammenhang ist die Einhaltung eines absoluten Rauchverbots von entscheidender Bedeutung. Auch der Körperhygiene kommt hier eine große Bedeutung zu. Zur Vorbeugung sollten rückfettende Waschlotionen mit einem neutralen pH-Wert verwendet werden.

Virusinfektionen

Die **Cytomegalie-Virus-Infektion** (CMV) ist eine speziell unter Immunsuppression auftretende Erkrankung. 50 bis 75 Prozent der Bevölkerung sind Träger des Virus, meistens ohne krank zu sein. Die Infektion verläuft meist unbemerkt. Durch eine Organtransplantation kann der Virus mit der transplantierten Niere von einem „positiven" Spender

Bis heute gibt es keine auf die Transplantatabstoßung beschränkte immunsuppressive Behandlung. Durch jede medikamentöse Behandlung, die die Abstoßung des transplantierten Organs verhindert, wird auch die körpereigene Abwehr gegen Bakterien, Viren und Pilze behindert.

Rauchen fördert Infektionen und senkt das Transplantatüberleben.

(Virusträger) auf einen „negativen" Empfänger übertragen werden. Unter der Immunsuppression nach der Transplantation kann er sich dann vermehren und unter Umständen eine schwere Infektionskrankheit hervorrufen. Neben Kopf- und Gliederschmerzen können Temperaturerhöhung mit Magen-Darm-Beschwerden, erhöhte Leberwerte oder sogar Lungenentzündung auftreten. Verschiedene wissenschaftliche Arbeiten belegen auch einen Zusammenhang zwischen akuten Organabstoßungen und CMV-Infektionen. Durch engmaschige Blutuntersuchungen kann die Vermehrung des Virus frühzeitig nachgewiesen werden (EA= Early antigen; CMV-PCR). Zur Behandlung werden Virostatika (Cymeven® = Ganciclovir) verwendet.

Eine **Herpes-simplex-Infektion** (flüssigkeitsgefüllte Bläschen auf der Lippe oder in der Genitalregion) kann unter Immunsuppression auf größere Haut- und Schleimhautbezirke übergreifen. Durch lokale Salbenbehandlung oder Gabe von Virostatika (Aciclovir) lassen sich diese meist lokalen Infektionen gut therapieren. Eine weitere Infektion durch Herpes-Viren ist die **Gürtelrose** (Herpes Zoster). Die Bläschen sind oft entsprechend dem Nervenverlauf nur auf eine Körperseite beschränkt. Diese Infektionen sind häufig mit brennenden und stechenden Schmerzen verbunden. Durch lokale und systematische Behandlung können sie gut behandelt werden.

Unter Immunsuppression kann auch eine längst überstandene **Hepatitis** wieder in Erscheinung treten oder eine neue Infektion entstehen. Auffällig sind ein Anstieg der Leberwerte, beginnende Gelbfärbung der Haut, Entfärbung des Stuhls und Braunfärbung des Urins. Teilweise bietet die prophylaktische Impfung gegen Hepatitis A und B vor der Transplantation Schutz. Ein Impfschutz gegen Hepatitis C, D oder E ist noch nicht verfügbar.

20. NACHSORGE

Durch Ärzte, Pflegepersonal und Physiotherapeuten wird der Patient schon während des stationären Aufenthaltes dazu angeleitet, immer mehr Verantwortung für seine transplantierte Niere und die dafür erforderliche Behandlung zu übernehmen. Bei der Messung und Dokumentation von Blutdruck, Puls, Körpertemperatur, getrunkener und ausgeschiedener Flüssigkeitsmenge sowie Art und Dosis der eingenommenen Medikamente wird er vom Pflegepersonal geschult und führt diese Tätigkeiten bald selbstständig durch. Alle wichtigen Werte werden täglich in einem Tagebuch vermerkt. Dadurch können sich sowohl der Patient als auch das medizinische Personal bei Rückfragen oder Komplikationen rasch über den Ablauf der letzten Tage orientieren. Das Transplantationszentrum ist in der Regel rund um die Uhr besetzt. Somit können viele Anfragen des Patienten eventuell schon telefonisch beantwortet werden. Im Zweifelsfall sollte man sich zügig mit dem behandelnden Arzt in Verbindung setzen.

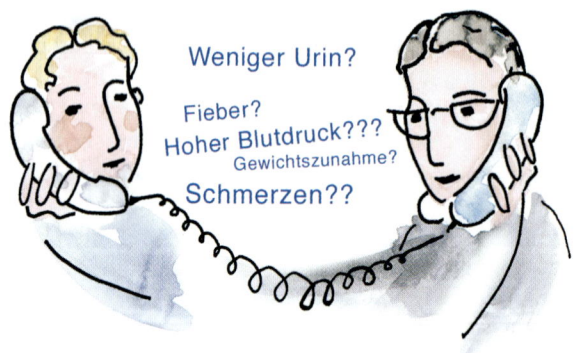

Abb. 19: Oft können Anfragen schon telefonisch beantwortet werden

Nach Abschluss der stationären Behandlung erfolgt in der Frühphase nach der Transplantation zwei- bis dreimal pro Woche eine ambulante Kontrolle beim behandelnden Nephrologen oder in der Ambulanz des Transplantationszentrums. Bei stabiler Transplantatfunktion sind im weiteren Verlauf in der

> **Auch geringfügige Symptome sollten mit dem Arzt besprochen werden.**

Regel Kontrollen in vier- bis sechswöchigen Abständen ausreichend. Neben einer allgemeinen körperlichen Untersuchung werden bei den ambulanten Kontrollen Blutabnahmen zur Bestimmung wichtiger Laborparameter (vor allem Kreatinin, Harnstoff und Arzneimittelspiegel) und Urinuntersuchungen zur Feststellung vermehrter Eiweißausscheidung oder eines Harnwegsinfektes durchgeführt. Ultraschalluntersuchungen zum Ausschluss einer Lymphozele oder eines Aufstaus des Nierenbeckens und Duplex-Untersuchungen zur Bestimmung der Nierendurchblutung runden das Bild ab. Die Art und Dosis der Medikamente wird bei jeder Kontrolluntersuchung neu evaluiert und gegebenenfalls angepasst. In einem abschließenden Gespräch werden eventuell neu aufgetretene Fragen und Probleme besprochen.

21. WIE VERHALTE ICH MICH RICHTIG?

Trinken
Die tägliche Trinkmenge wird vom behandelnden Arzt festgelegt. In der Regel beträgt sie etwa drei Liter, in Abhängigkeit von der Nierenfunktion kann sie in Einzelfällen auch höher liegen. Eine ausschließliche Zufuhr nur einer Getränkeart (z.B. natriumarmes Mineralwasser) sollte vermieden werden.

250 ml Milch pro Tag (circa 110 kcal/1,0 BE) enthalten genug Calcium für den Körper. Allerdings sollten immunsupprimierte Patienten fettarme Milch mit einen Fettanteil von 1,5 Prozent bevorzugen, um Kalorien zu sparen. Unpasteurisierte Milch oder Milchprodukte (zum Beispiel direkt vom Bauern oder von der Alm) sollten aufgrund der Keimbelastung unbedingt vermieden werden.

Mineralwasser als Getränk ist sehr zu empfehlen. Ein Glas Mineralwasser vor dem Essen stoppt zudem den größten Appetit. Die ausschließliche Zufuhr nur von natriumarmem Mineralwasser sollte aufgrund der Gefahr von Hyponatriämie (Natriummangel) vermieden werden.

Fruchtsäfte sollten zuckerfrei sein und helfen dadurch, Kalorien zu sparen. Säfte mit Zuckerersatzstoffen (zum Beispiel Natreen, Cyclamat und Saccharin) regen dagegen wieder den Appetit an. Am besten mischt man Fruchtsäfte mit Mineralwasser (mindestens 1:1). Vorsicht ist bei Grapefruitsaft oder anderen Säften mit einem hohem Gehalt an Fruchtsäuren angeraten, da diese bei gleichzeitiger Einnahme von Ciclosporin zu einer Erhöhung der Ciclosporin-Spiegel führen und damit unerwünschte Nebenwirkungen provozieren können.

Coca Cola sollte aufgrund des hohen Phosphatgehaltes gemieden werden.

Gemüsesäfte sind erlaubt. Aber auch hier gilt, dass eine zu einseitige Ernährung schädlich sein kann.

Tee, gebrüht aus abgekochtem Wasser, ist immer zu empfehlen.

Alkohol sollte, wenn überhaupt, nur in geringen Mengen getrunken werden. Alkohol ist sehr kalorienreich und schädigt zusätzlich zu den verabreichten Medikamenten die Leber.

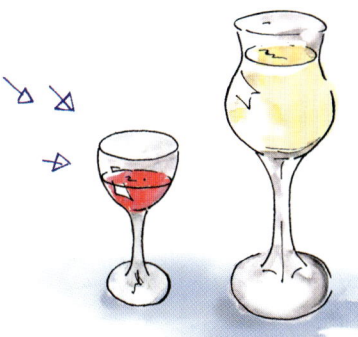

Abb. 20: Nach einer Transplantation sollten nur geringe Mengen Alkohol getrunken werden

Essen
Ein wesentlicher Grund zur Transplantation ist für viele Patienten die Möglichkeit, wieder schmackhafte Speisen ohne Reue essen zu können. Im Vergleich zur Dialyse gilt dies auch für die meisten Patienten. Dennoch gibt es Einschränkungen, die sich allerdings von dem, was „Gesunden" empfohlen wird, nur gering unterscheiden. Leider funktionieren nicht alle Transplantate wie eine normale Niere. In diesen Fällen kommen Einschränkungen hinzu, wie sie auch Patienten an der Dialyse betreffen.

Oftmals steigt nach erfolgreicher Transplantation als Folge des besseren Allgemeinbefindens und des wiederkehrenden Appetits sowie des Cortisons das Körpergewicht an; daher sollte das Gewicht täglich kontrolliert werden. Wenn Sie leicht an Körpergewicht zunehmen, sollten Sie nach der Transplantation auf Menge und Zusammensetzung der Nahrung achten. Berücksichtigen Sie den Fettanteil bei Milch und Quark und halten Sie ihn so niedrig

> **Unpasteurisierte Milch oder Milchprodukte (zum Beispiel direkt vom Bauern oder von der Alm) sollten aufgrund der Keimbelastung vermieden werden.**

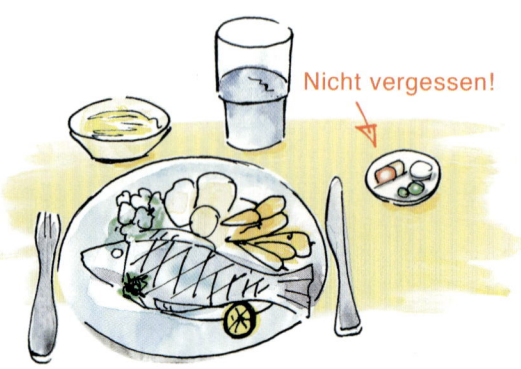

Abb. 21: Die regelmäßige Einnahme der Immunsuppressiva zu den Mahlzeiten

wie möglich. Auf fettreiche Nahrung (zum Beispiel fettes Fleisch etc.) sollten Sie gegebenenfalls ganz verzichten. Obst und Gemüse als Vitaminträger sind wichtig. Verzichten Sie auf unnötigen Zucker, da die Cortisongabe auch einen vorübergehenden Diabetes (Zuckerkrankheit) auslösen kann.

Allgemeine Diät-Empfehlungen
Einschränkungen beim Genuss von Obst bestehen nur, wenn aufgrund einer verminderten Transplantatfunktion auf eine limitierte Kaliumzufuhr geachtet werden muss. In diesem Fall sollten Sie Obst nur in geringen Mengen essen und auf Bananen wegen ihres hohen Kaliumgehaltes ganz verzichten. Die Ananas hat wegen ihrer Enzyme eine positive Wirkung auf den Fett- und Kohlenhydratstoffwechsel und ist sehr zu empfehlen. Grapefruits beeinflussen aufgrund ihres hohen Anteils an Fruchtsäuren den Ciclosporin-Spiegel; auf sie sollten Sie verzichten. Im übrigen gelten die allgemein gültigen Diätempfeh-

Wegen einer möglichen Zunahme des Körpergewichts sollte dieses täglich kontrolliert werden.

lungen wie für die Normalbevölkerung. Gemüse sollte wegen seines hohen Vitamingehalts in Ihrem Ernährungsplan keinesfalls fehlen. Schränken Sie die Salzaufnahme bewusst ein, alternativ kann man die Speisen auch mit Kräutern würzen. Achten Sie bei Fleisch, Milch und Milchprodukten auf einen geringen Fettanteil. Fisch und Geflügel stellen eine Alternative gegenüber anderen Fleischarten dar. Joghurt, insbesondere mit aktiven Kulturen, hilft bei der Regeneration der Darmflora. Falls Sie noch weiteren Rat benötigen, kann es gegebenenfalls auch hilfreich sein, über das betreuende Transplantationszentrum den Kontakt zu einer Diätberatung aufzunehmen.

Küchenhygiene
Die Hygiene in der Küche ist nach der Transplantation von großer Bedeutung. Mikroorganismen können sich schnell in Lebensmittelresten vermehren und für immunsupprimierte Patienten zur Gefahr werden. Grundsätzlich sollten alle Lebensmittel kühl und dunkel gelagert werden. Wurst und Käse werden am besten gekühlt in geschlossenen Plastikbehältern aufbewahrt. Esswaren, die Pilzspuren aufweisen, sind zu vernichten und Orte und Behältnisse, die damit in Kontakt kamen, sollten heiß abgewaschen werden.

Fleisch und Fisch sollten immer gut abgespült und durchgebraten werden. Um Salmonellenvergiftungen zu vermeiden, sollte Geflügel am eigenen Herd gebraten und Eier nur hartgekocht gegessen werden. Diese Vorsicht gilt auch für alle Produkte, die mit rohen Eiern zubereitet werden, wie Mayonnaise oder Tiramisu.

Gemüse ist in der Pfanne immer nur kurz zu dünsten und im geschlossenen Topf zu garen. Tiefgefrorenes Gemüse muss sofort nach der Entnahme aus dem Tiefkühlfach gegart werden. Obst und Gemüse sollen nicht unnötig lange gewässert werden. Nüsse und Mandeln bergen die Gefahr der Übertragung von Schimmel und sollten deshalb eher gemieden werden.

Körperhygiene
Eine gute, penible Körperhygiene verringert nicht nur bei immunsupprimierten Patienten das Risiko einer Infektion. Die Körperpflege sollte regelmäßig mindestens einmal täglich durchgeführt werden. Dabei birgt eine Dusche eine geringere Infektionsgefahr als ein Vollbad. Der tägliche Wechsel der Handtücher ist ebenso erforderlich wie das gründliche Waschen der Hände vor dem Essen und nach der Toilettenbenutzung. Als Waschlotionen sollten rückfettende Lösungen mit einem neutralen pH-Wert verwendet werden.

Während der Menstruation sollten Frauen besonders häufig Tampons und Einlagen wechseln, da das Blut darauf optimale Voraussetzung für das Wachstum von Bakterien bietet. Auch eine Intimhygiene ist regelmäßig notwendig. Warzen, Fuß- und Nagelpilz sind bei immunsupprimierten Patienten ebenso wie Pilz in Hautfalten besonders häufig. Die Fußsohlen und Hautfalten sollten daher regelmäßig inspiziert werden. Besonders nach dem Besuch von Schwimmbädern ist es wichtig, sich gründlich abzutrocknen, da Pilze und Warzenviren am ehesten feuchte Hautpartien befallen.

Haut- und Haarpflege
Insbesondere cortisonhaltige Medikamente, wichtige Bestandteile der Immunsuppression nach der Transplantation, verursachen Hautveränderungen wie Akne im Gesicht, an Brustkorb und Rücken. Make-up, Abdeckstifte oder Puder sollten jedoch vermieden werden. Die betroffenen Hautareale sollten mit antibakterieller Seife gewaschen und mit einem sauberen Handtuch abgetrocknet werden. Bei trockener Haut sollten bevorzugt Körperlotionen zum Rückfetten verwendet werden.

Auch die Beschaffenheit der Haare verändert sich unter der Cortisonmedikation. Haarsprays und andere Kosmetika können diese Effekte verstärken. Ciclosporin führt nicht selten zu überschießendem Körperhaarwachstum, was von Frauen häufig als störend empfunden wird. Hilfe bringen hier Haarentfernungscremes.

Starke Sonneneinstrahlung verursacht auch bei gesunden Personen vermehrt Hauttumoren; immunsupprimierte Patienten sind noch stärker gefährdet. Sonnenbäder sollten Sie daher vermeiden. Bei Reisen in den Süden müssen unbedingt hochwirksame Sonnenschutzcremes mit einem Schutzfaktor von 15 bis 25 verwendet werden, da auch bei völlig bedecktem Himmel eine hohe UV-Strahlung auftreten kann. Kopfbedeckung und lange Ärmel schützen zusätzlich vor Sonneneinstrahlung. Falls Muttermale sich in Farbe oder Konsistenz verändern, nässen oder jucken, muss unbedingt der behandelnde Arzt informiert werden.

Pflege der Zähne
Die Zähne sollten mindestens zweimal täglich, Zahnprothesen einmal täglich gereinigt werden. Beim Bürsten der Zähne gelangen Bakterien über kleine Risse im Zahnfleisch in die Blutbahn. Da das Abwehrsystem durch die

Immunsuppressiva unterdrückt ist, sollten Zähne und Zahnfleisch vorsichtig geputzt werden, so dass nach Möglichkeit Zahnfleisch und Gaumen nicht verletzt werden. Nehmen Sie eine weiche Zahnbürste, die Sie häufig auswechseln, und spülen Sie nach dem Essen und Zähneputzen den Mund mit einem handelsüblichen antiseptischen Mundwasser.

Eingriffe beim Zahnarzt

Die Mundhöhle ist bei jedem Menschen mit einer Vielzahl von Bakterien besiedelt. Durch chirurgische Maßnahmen wie Zahnentfernung, Wurzelbehandlung oder auch Zahnsteinentfernung können Bakterien von der Mundhöhle in die Blutbahn eindringen und sich bei immunsupprimierten Menschen leichter vermehren als bei „Normalpersonen". Daher ist vor und nach derartigen Maßnahmen die Gabe eines Breitspektrum-Antibiotikums dringend zu empfehlen. Patienten mit Herzklappenschädigung (Stenose oder Insuffizienz der Mitral- oder Aortenklappe) sollten vor und nach einem derartigen Eingriff eine Endokarditisprophylaxe einnehmen. Durch die Immunsuppressiva kann auch die Blutungszeit verlängert sein.

> **Der Zahnarzt muss vor jedem Eingriff über die Einnahme immunsuppressiver Medikamente informiert werden, damit er sich mit dem behandelnden Arzt bezüglich der Wahl des Antibiotikums verständigen kann.**

Der Zahnarzt muss vor jedem Eingriff über die Einnahme immunsuppressiver Medikamente informiert werden, damit er sich mit dem behandelnden Arzt bezüglich der Wahl des Antibiotikums verständigen kann.

Rauchen

Schon während der Wartezeit auf ein Organ sollte der Nikotingenuss eingestellt werden. Rauchen schadet der Lunge, den Gefäßen und dem Herzen. Auch durch das Passivrauchen kann der Körper geschädigt werden. Der ehemals dialysepflichtige Patient hat durch seine frühere Erkrankung ohnehin

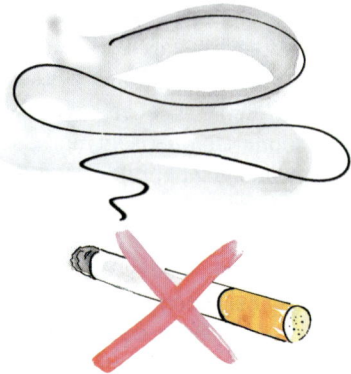

Abb. 22: Auf Nikotin sollte unbedingt verzichtet werden

ein höheres Herz-Kreislauf-Risiko. Durch das gesundheitsschädliche Rauchen wird das Ergebnis der Transplantation erheblich gefährdet. In manchen Zentren werden regelmäßige Raucher nicht auf die Warteliste für Nierentransplantation aufgenommen.

Schlaf
Ein geregelter Tagesablauf ist eine Grundvoraussetzung für ausreichenden Schlaf. In den ersten Monaten nach der Transplantation kann ein Nachmittagsschlaf zur Erholung beitragen. Viele Patienten scheiden fast zwei Drittel des Urins während der Ruhephase aus. Auf die Einnahme von Schlaftabletten sollte verzichtet werden. Bei Schlafstörungen empfiehlt es sich, gezielte körperliche Aktivitäten tagsüber einzuplanen, um die notwendige Müdigkeit abends zu spüren. Bei weiter bestehenden Schlafstörungen sollte der Arzt konsultiert werden, gegebenenfalls kann eine Medikamentenumstellung Abhilfe schaffen.

> **Rauchen und Transplantation schließen sich medizinisch und moralisch aus!!!**

> **Achten Sie auf ausreichende Flüssigkeitszufuhr!**

Einnahme zusätzlicher Medikamente
Die Wechselwirkungen der Immunsuppressiva mit anderen Medikamenten sind vielfältig. Daher sollten transplantierte Patienten auf gar keinen Fall Medikamente (einschließlich pflanzlicher Präparate und homöopathischer Medikamente) selbstständig einnehmen. Der Serumspiegel der Immunsuppressiva kann sich deutlich erhöhen oder verringern. Beides stellt eine Gefährdung des Transplantates dar.

Sport und Bewegung
Bereits direkt nach der Transplantation sind regelmäßige Bewegung und Muskeltraining sinnvoll und erforderlich, um Infektionen der Atemwege vorzubeugen. Aufgrund der verlängerten Wundheilung sollten allerdings mindestens drei Monate vergehen, bevor schrittweise mit sportlicher Betätigung begonnen wird. Knochennekrosen sollten ausgeschlossen und der Blutdruck gut eingestellt sein. Spaziergänge und Wanderungen können nach Leistungsfähigkeit dosiert und langsam gesteigert werden. Auch eine Entspannungstechnik kann sehr gut tun.

Beim Schwimmen wird das Gewicht des Körpers vom Wasser getragen und Gelenke und Knochen werden nicht überbelastet. Vorzuziehen sind Hallenbäder oder mikrobiologisch überwachte warme Seen. Allerdings sollte man sich unbedingt vor Unterkühlung schützen und nasse Badebekleidung sofort wechseln.

Kontaktsportarten (Karate, Boxen, Ringen) sollten vermieden werden, um die transplantierte Niere nicht durch Druck oder Schlag zu gefährden. Gegen Radfahren oder Bergwandern gibt es keine Einwände, jedoch sollten die Knochen vorher auf Festigkeit überprüft werden. Achten Sie auf ausreichende Flüssigkeitszufuhr!

Geeignete Sportarten für Nierentransplantierte
Vor Beginn des Trainings sollte unbedingt mit dem behandelnden Arzt die individuell geeignete Sportart abgesprochen werden. Grundsätzlich zu empfehlen sind Ausdauersportarten:
- Laufen, Joggen, Walking
- Radfahren
- Schwimmen und Wassergymnastik
- Wandern
- Skilanglauf
- Bewegungsspiele
- Entspannungstraining (zum Beispiel Yoga, autogenes Training)

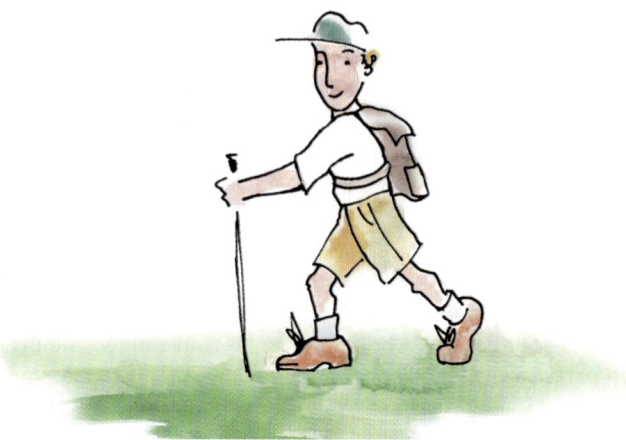

Abb. 23: Laufen, Joggen, Walken sind sehr zu empfehlen

Nicht geeignete Sportarten für Nierentransplantierte
Von Sportarten, die hohe Sturz- und Verletzungsgefahren bergen und direkten Körpereinsatz erfordern, ist dringend abzuraten. Nicht geeignet sind demnach:
- Ballsportarten wie Fußball, Basketball oder Handball
- Spiele mit unkontrolliertem Einsatz von Bällen, Stöcken, Stäben
- Alle Kampfsportarten
- Kraftintensive Sportarten wie Gewichtheben, Liegestütze
- Sprungintensive Sportarten wie Weitsprung, Hochsprung, Trampolinspringen
- Bunjee-Jumping

Sexualleben und Fortpflanzung
Der Geschlechtsverkehr wird durch die Transplantation nicht beeinträchtigt. Durch die Normalisierung des Hormonhaushaltes nach erfolgter Nierentransplantation bekommen viele Patientinnen wieder einen regelmäßigen Eisprung mit nachfolgender Monatsblutung. Daher müssen sie mit einer Schwangerschaft rechnen; entsprechende Verhütungsmaßnahmen sollten getroffen werden. Bei Patientinnen ohne Leberveränderungen, Bluthochdruck oder sonstigem erhöhtem Thromboserisiko kann ein Ovulationshemmer (Pille) eingesetzt werden. Zur Wahl des Präparates sollte allerdings der betreuende Arzt befragt werden.

Spirale oder Intrauterinpessar dürfen nicht verwendet werden, da diese Fremdkörper eine Infektion fördern oder unterhalten können. Falls kein Kinderwunsch besteht oder die Kinderplanung schon abgeschlossen ist, sollte über eine Sterilisation nachgedacht werden, wobei die Sterilisation des männlichen Partners wegen des geringeren Risikos und der höheren Sicherheit vorzuziehen ist. Ein Kondom kommt nur bei sicherer Anwendung als Verhütungsmaßnahme in Frage. Grundsätzlich kann eine nierentransplantierte Frau eine normale Schwangerschaft austragen.

Platzprobleme durch die transplantierte Niere bestehen nicht. Im ersten Jahr nach der Transplantation sollte allerdings auf eine Schwangerschaft verzichtet werden. Da nicht alle Medikamente für eine Schwangerschaft geeignet sind, sollte sie zusammen mit dem Arzt geplant werden. Bereits im Vorfeld müssen viele Medikamente ausgetauscht werden. Wird die Patientin dann schwanger, ist die enge Anbindung an ein mit der Betreuung von Schwangeren erfahrenes Transplantationszentrum notwendig.

Zu den üblichen Risiken einer normalen Schwangerschaft kommen eine erhöhte Infektionsgefahr durch die Immunsuppressiva, ein höheres Risiko von Fehlbildungen und eine Abstoßungskrise bei der Geburt hinzu. Fast alle Kinder werden zu früh geboren. In welchem Ausmaß dies mit Spätschäden einhergeht, ist derzeit nicht sicher bekannt. Das Risiko einer Schwangerschaft wird zu einem erheblichen Anteil von der Transplantatfunktion beeinflusst. Bei einem Kreatinin über 2,5 mg/dl ist von einer Schwangerschaft dringend abzuraten. Gestillt werden darf aufgrund der Anreicherung der Immunsuppressiva in der Muttermilch nicht. Falls Sie schwanger sind, sollte auf jeden Fall die Situation so bald wie möglich mit den Ärzten ausführlich besprochen werden.

> **Vor einer Schwangerschaft sollte mit dem Arzt besprochen werden.**

Wenn ein Mann nach der Transplantation einer Niere Kinder haben möchte, sollte dies schon vor der Transplantation besprochen werden, da in vielen Transplantationszentren der Samenstrang der transplantierten Seite durchtrennt wird, um eine Harnleiterenge zu vermeiden. Der verbliebene Samenstrang ist allerdings meist ausreichend, um ein Kind zu zeugen. Aufgrund der hohen Dosierung der Immunsuppressiva, die zum Teil die Spermien schädigen, sollten Sie aber mindestens bis sechs Monate nach der Transplantation warten. Über mögliche Fehlbildungen und Schädigung der Erbmasse kann noch keine Aussage getroffen werden.

Ist eine genetische Störung Ursache der Nierenerkrankung, sollte vor einer Schwangerschaft eine genetische Beratungsstelle aufgesucht werden, um eine mögliche Vererbung der Nierenerkrankung auszuschließen.

Arbeitsleben
Viele nierentransplantierte Patienten und andere Personen, die nur eine Niere haben (Lebendspender), gehen einer normalen Arbeit nach. Insofern kann die Transplantation in Einzelfällen zu Umstellungen führen. Wurde eine Rente auf Zeit bewilligt, so entfällt in vielen Fällen nach der Transplantation die Grundlage. Der Gesetzgeber erwartet hier die Wiederaufnahme einer normalen Arbeit. Wenn der Patient die Arbeit nicht wieder aufnehmen will oder keine Arbeit findet, kann die Transplantation dadurch zu finanziellen Einbußen führen. Aufgrund der ständigen Immunsuppression sind allerdings bestimmte Anforderungen an den Arbeitsplatz zu stellen:
- normaler Tag-Nacht-Rhythmus, um regelmäßigen Schlaf, Medikamenteneinnahme und Ausscheidung zu gewährleisten
- gleichbleibend temperierte Arbeitsräume ohne erhöhte Luftfeuchtigkeit
- kein Umgang mit Lösungsmitteln (Farben, Lacken), da sie über die Haut aufgenommen werden und zu Leberschädigungen führen können
- keine schwere körperliche Arbeit, insbesondere kein schweres Heben.

Gerade ein transplantierter Patient sollte arbeiten! Regelmäßige Arbeit lenkt von dauernder Selbstbeobachtung ab, führt wieder zur Teilnahme am Leben anderer Menschen und lässt die Sorgen leichter ertragen. Selbstbewusstsein und Konto werden von der eigenen beruflichen Tätigkeit gestärkt.

Für Patienten mit Bürotätigkeit ist der berufliche Wiedereinstieg deutlich leichter als für Patienten mit einer hauptsächlich körperlichen Tätigkeit. Aber durch

> **Ist eine genetische Störung Ursache der Nierenerkrankung, sollte vor einer Schwangerschaft eine genetische Beratungsstelle aufgesucht werden, um eine mögliche Vererbung der Nierenerkrankung auszuschließen.**

schrittweise Arbeitsversuche, Umsetzung oder Umschulung in der Firma oder durch das Arbeitsamt, wird ein Wiedereinstieg ermöglicht.

Autofahren
Falls keine reaktionseinschränkenden Medikamente eingenommen werden, gibt es keine Bedenken gegen das Autofahren. Ruhepausen und regelmäßige Flüssigkeitszufuhr sollten allerdings eingehalten werden.

Pflanzen und Blumen
In Blumenvasen und Blumenerde befinden sich Mikroorganismen, die unter Umständen zu schweren Infektionskrankheiten führen können (zum Beispiel das Bakterium Pseudomonas aeruginosa). Daher sind Topfpflanzen oder Blumen im Haushalt von immunsupprimierten Patienten zu meiden.

Haustiere
Das Zusammenleben von Haustieren und immunsupprimierten Patienten in einem Haushalt ist aufgrund der erhöhten Infektionsgefahr abzulehnen. Es ist sicher nicht leicht, sich von einem gewohnten Haustier nach einer Transplantation zu trennen. Aber durch die Tiere können Erreger (zum Beispiel Toxoplasmose-Erreger) übertragen werden, die unter Umständen zu nicht mehr behandelbaren und lebensbedrohlichen Infektionen führen können.

> **Gerade ein transplantierter Patient sollte arbeiten! Regelmäßige Arbeit lenkt von dauernder Selbstbeobachtung ab, führt wieder zur Teilnahme am Leben anderer Menschen und lässt die Sorgen leichter ertragen.**

Putzen
Die Küche, das Badezimmer und die Toilette sollten immer besonders sauber gehalten werden. Spezielle Reinigungsmittel sind nicht erforderlich. Falls sich erheblich Staub entwickelt, sollte unbedingt ein Mundschutz getragen werden. Wird bei Modernisierungsarbeiten der Putz aufgeklopft, sollte die Wohnung gemieden werden, da eine deutlich erhöhte Infektionsgefahr durch Pilze besteht (Aspergillen).

22. REISEN NACH EINER NIERENTRANSPLANTATION

Reiseziele und Reisezeiten
Geeignete Reiseziele sind Länder, in denen auch Nierentransplantationen durchführt werden. So ist im Notfall gewährleistet, dass die erforderliche Fachkenntnis vorliegt. Von Reisen in tropische Länder, bei denen eine Infektionsprophylaxe (zum Beispiel gegen Malaria) einzunehmen ist, wird grundsätzlich abgeraten. Gerade in südeuropäischen Ländern kann es deutlich heißer werden als bei uns, Transplantierte können dort aufgrund der Hitze-Intoleranz oder bei nicht ausreichender Flüssigkeitszufuhr aus dem Gleichgewicht kommen. Vorzugsweise sollten gemäßigte Klimaregionen in der Übergangszeit als Urlaubsziel gewählt werden.

Vor Reiseantritt sollten versicherungsrechtliche Fragen über das Ausmaß der Auslandskrankenversicherung, einer Reiserücktrittsversicherung und eines Rückholdienstes im Notfall geklärt werden. Alle erforderlichen Medikamente gehören ins Handgepäck und eine Notation in den Koffer, um für einen Gepäckverlust gerüstet zu sein. Gerade in südlichen Ländern sollten offenes Speiseeis, ungeschältes Obst und mit Eiswürfeln gekühlte Getränke vermieden werden.

Reisevorbereitungen
Spätestens sechs Wochen vor Reiseantritt sollte sich der Transplantierte bei seinem behandelnden Arzt vorstellen, damit Impfungen erfolgen und mögliche Interaktionen mit der immunsuppressiven Therapie (zum Beispiel bei der Malaria-Prophylaxe) überprüft werden können. Das „Impfprogramm" sollte spätestens zwei bis vier Wochen vor Antritt der Reise abgeschlossen und im Impfpass dokumentiert sein. Die Einschätzung des individuellen Risikos muss die gesundheitliche Situation des Transplantierten ebenso berücksichtigen wie Reiseart,

> **Vorzugsweise sollten gemäßigte Klimaregionen in der Übergangszeit als Urlaubsziel gewählt werden.**

> **Ein kurzfristiger Reiseantritt („Last minute") lässt kaum Zeit für die adäquaten medizinischen Vorbereitungen und ist daher für Nierentransplantierte abzulehnen.**

Reiseziel und Jahreszeit sowie die Aufenthaltsdauer. Während Teilnehmer organisierter Reisen bei Einhaltung einer konsequenten Expositionsprophylaxe meist kaum gefährdet sind, besteht für Individualreisende („Rucksack-Tourismus") ein deutlich erhöhtes Risiko.

Ein kurzfristiger Reiseantritt („Last minute") lässt kaum Zeit für die adäquaten medizinischen Vorbereitungen und ist daher für Nierentransplantierte ebenfalls eher abzulehnen.

23. IMPFPROPHYLAXE NACH EINER NIERENTRANSPLANTATION

Impfungen sind für Transplantierte die wichtigste Form der Vorbeugung vor infektionsbedingten Komplikationen. Ziel ist eine möglichst weitgehende Verringerung der durch Infektionskrankheiten verursachten Ko-Morbidität bei diesen Patienten. Unter Einnahme immunsuppressiver Medikamente kann jedoch gegebenenfalls eine Impfung unwirksam sein. Ein ausreichender Impfschutz sollte deshalb durch regelmäßige Bluttests überprüft werden.

Die vor einer Reise anzuratenden Impfungen lassen sich in zwei Kategorien einteilen:
Zum einen sollte der Impfstatus bezüglich sogenannter **Routine-Impfungen** nach den STIKO-Empfehlungen anhand des Impfpasses überprüft werden. Grundsätzlich sollten Transplantierte einen Impfschutz gegen Diphtherie, Tetanus, Hepatitis A und B, Influenza und Pneumokokken aufweisen. Gerade die – vermeidbare – Gefahr für eine Erkrankung wie Diphterie, Tetanus oder Poliomyelitis sollte auch bei einem Aufenthalt in tropischen Ländern minimiert werden. Als zweite Kategorie kommen Impfungen aufgrund des endemischen Erregerspektrums des Reiselandes in Betracht (zum Beispiel Tollwut, Typhus, Cholera oder Meningokokken-Meningitis). Des weiteren ist zu klären, ob das Einreiseland spezielle Impfungen, zum Beispiel gegen Gelbfieber, fordert. Dabei kann eine Impfpflicht auch durch Zwischenstopps in Endemiegebieten entstehen.

Influenza
Die zur Verfügung stehenden Tot-Impfstoffe (zum Beispiel Begrivac®, Influsplit SSW®, Mutagrip®, Influvac® oder Grippe Impfstoff 9®) gelten als empfehlenswert und sicher, weshalb eine jährliche Impfung bei Transplantierten und deren Kontaktpersonen durchgeführt werden sollte. Da die Influenza-Gefahr in tropischen Ländern ganzjährig besteht, ist vor Antritt einer Reise in diese Länder in jedem Fall eine Impfung indiziert.

Varizellen
Die Varizellen-Infektion endet unter Immunsuppression gehäuft tödlich. Bei der Impfung mit dem Lebendimpfstoff zeigten nierentransplantierte Kinder eine verzögerte Impfantwort, nach einem Jahr waren bei 40 Prozent der Impflinge keine spezifischen Antikörper nachweisbar. Die Impfung ist sicher in der Lage, Inzidenz und Schweregrad von Varizellen-Infektionen zu vermindern. Komplikationen im Sinne von Infektionen durch das Impfvirus oder Abstoßungsreaktionen wurden nicht beschrieben.

Auch wenn größere Untersuchungen zu Effektivität und Sicherheit der Impfung noch ausstehen, sollten Transplantierte und Kontaktpersonen geimpft werden (Impfstoff zum Beispiel Varilrix®).

Masern
Erkrankt ein Transplantierter an Masern, können Pneumonie und Enzephalitis lebensbedrohliche Komplikationen sein; dies unterstreicht die Bedeutung der Impfung. Da in vielen tropischen Ländern die Masern sehr verbreitet sind, ist die Impfung zu empfehlen. Dazu können Masern/Mumps/Röteln-Kombinationsimpfstoffe genutzt werden, da diese bei knochenmarktransplantierten Kindern eine gute Verträglichkeit gezeigt haben (zur Verfügung stehen unter anderem M-M-RVax®, Priorix®, MMR Triplovax® oder als Einzelimpfstoffe Masern Impfstoff Merieux® beziehungsweise Masern Virus Impfstoff Behring®).

Tetanus
Die Impfung mit dem kombinierten Tetanus/Diphterie-Totimpfstoff wurde von nierentransplantierten Kindern gut vertragen. Nebenwirkungen, vor allem Abstoßungsreaktionen, wurden bisher nicht beschrieben. Da bei Transplantierten bei der Tetanus-Impfung niedrigere Titer erreicht werden, erscheinen kürzere Zeitabstände zur Wiederauffrischung sinnvoll. Es stehen dabei sowohl Einzelimpfstoffe (Tetamun SSW®, Tetasorbat SSW®, T-Immun®; Tetanol® und Tetax®) als auch Kombinationsimpfstoffe mit Diphtherie (Tc-Rix®, Tc-Vaccinol®, Td-Pur® und Td-Impfstoff®) sowie weitere Impfstoffe zur Verfügung (TETRAVAC® und PENTAVAC®). Vorzuschlagen ist hier ein Abstand von fünf Jahren.

Diphtherie
Der Impfstatus der europäischen Bevölkerung bezüglich der Diphtherie ist unbefriedigend, was

> **Überprüfung des Impfschutzes vor größerer Reise ins Ausland.**

wegen der Diphtherie-Epidemie vor allem in osteuropäischen Ländern beunruhigt. Die zur Verfügung stehenden Toxoid-Kombinationsimpfstoffe gegen Tetanus und Diphtherie (siehe oben) sind für Transplantierte zu empfehlen und lassen bei Immunkompetenten einen Impfschutz für etwa zehn Jahre erwarten.

Pneumokokken
Der Tot-Impfstoff (Pneumopur® oder Pneumovax®) enthält die Polysaccharid-Kapsel-Antigene von 23 in den hiesigen Breitengraden vorherrschenden Serotypen. Die Impfung ist für Nierentransplantierte gut verträglich und effektiv. Auf jeden Fall ist die Pneumokokken-Impfung (nicht nur vor Reisen!) empfehlenswert.

Poliomyelitis
Ein Infektionsrisiko besteht vor allem bei Reisen in die Länder der ehemaligen Sowjetunion, sowie den asiatischen und afrikanischen Raum, während Australien und der gesamte amerikanische Kontinent als poliomyelitisfrei gelten. Bei der bis 1997 gebräuchlichen Sabin-Schluckimpfung mit abgeschwächtem Lebendimpfstoff (Oral Poliovirus Vaccine [OPV], Polio-Sabin S®) wurden bei Immunsupprimierten vereinzelt (Risiko kleiner als 1:4,5 Millionen) Fälle einer Impfpolio beschrieben. Die Impfung von Organtransplantierten oder von Kontaktpersonen (inklusive medizinischem Personal) darf daher mit diesem Impfstoff wegen dieses Risikos der Impf(kontakt)poliomyelitis nicht erfolgen. Alternativ steht der von Salk 1954 entwickelte Totimpfstoff mit inaktivierten Viren der Serotypen 1, 2 und 3 (Inactivated Polio Vaccine [IPV]) zur Verfügung (IPV-Virelon®; IPV Merieux®). Dieser ist gut verträglich, auch bei Immunsupprimierten effektiv und seit Anfang 1998 der in Deutschland ausschließlich empfohlene Impfstoff.

Hepatitis A
Unter den durch Impfung vermeidbaren Reise-Krankheiten hat die Hepatitis A die größte Häufigkeit, vor allem bei Reisen in südliche und östliche Länder mit hygienisch niedrigem Standard. Der formalininaktivierte Tot-Impfstoff (Havrix®; VAQTA®) gilt als gut verträglich, hoch immunogen und sicher. Über den Einsatz bei Transplantierten liegen bisher keine Daten vor. Die Impfung sollte mindestens einen Monat vor Antritt der Reise erfolgen. Auch nach Exposition ist die aktive Immunisierung heute das Vorgehen der Wahl vor der früher üblichen passiven Immunisierung.

Hepatitis B
Die Impfung mit rekombinantem Hbs-Antigen sollte bei Transplantierten in der doppelten Dosierung verabreicht werden und führt zu einem sicheren Impfschutz. Eine optimale Antikörper-Antwort wird erwartet, wenn die Erst-Impfung vor der Transplantation erfolgt und anschließend die Boosterung (Folgeimpfung).

Für Transplantierte gehört die Hepatitis B-Impfung heute zu den Routine-Empfehlungen, weil medizinische Behandlungen und Transfusionen häufig notwendig sind (Engerix-B®; Gen-H-B-Vax®).

Spezielle Impfungen
Meningokokken
Der so genannte „Meningokokken-Gürtel" reicht von Afrika (Sahelzone von Senegal bis Sudan) über die Länder des nahen Ostens, den indischen Subkontinent bis einschließlich Nepal und Brasilien. Das Infektionsrisiko ist generell gering, eine Gefährdung besteht vor allem in der trockenen Jahreszeit und bei engem Kontakt zur einheimischen Bevölkerung („Rucksacktouristen"). Es besteht Impfpflicht für Pilger zu den heiligen Stätten des Islam. Auch wenn keine klinischen Daten über die Effektivität bei Transplantierten vorliegen, bestehen keine grundsätzlichen Einwände gegen die Verwendung des Totimpfstoffes (Meningokokken Impfstoff A+C®; Mencevax ACXY®), sofern sie in ein Endemiegebiet einreisen.

Gelbfieber
Der zur Gruppe der Arboviren gehörende Erreger wird durch tagaktive Moskitos übertragen. Endemiegebiete sind Afrika und Südamerika zwischen dem 17. nördlichen und 17. südlichen Breitengrad. Im gesamten asiatischen Raum einschließlich Australien

> „Auch wenn größere Untersuchungen zu Effektivität und Sicherheit der Impfung noch ausstehen, sollten Transplantierte und Kontaktpersonen geimpft werden."

tritt Gelbfieber dagegen nicht auf. Die Infektion verläuft bei der Lokalbevölkerung oft unbemerkt. Nichtgeimpfte haben daher ein hohes Risiko, unbemerkt dem Krankheitserreger ausgesetzt zu sein. Es steht keine spezifische Therapie zur Verfügung, nur die Symptome können behandelt werden. Dies muss unter engmaschiger Kontrolle der Nierenfunktion erfolgen.

Der derzeit verwendete attenuierte Lebendimpfstoff (Stamiril®) darf bei Transplantierten (bis auf eine strenge Einzelfallentscheidung bei zwingenden Reisegründen) nicht verwendet werden. Für Länder, die bei der Einreise eine Impfbescheinigung gegen Gelbfieber fordern (Länder im Gelbfiebergürtel sowie fast alle Länder Asiens und Ozeaniens), muss eine Ausnahmegenehmigung zur Einreise ohne Impfung eingeholt werden. Die Impfbefreiung muss als „exemption certicificate" im Impfpass (mit Unterschrift und Siegel) dokumentiert werden, eine Anerkennungspflicht der Einreiseländer besteht allerdings nicht.

Typhus

Besondere Risiken bestehen bei Reisen nach Indien, Nord- und Westafrika sowie Peru, insbesondere bei Aufenthalten in ländlichen Gegenden. Der gebräuchliche Lebendimpfstoff, ein attenuierter Salmonella typhi-Stamm, verursacht vor allem eine lokale Immunität im Gastrointestinaltrakt (Typhoral L®). Er gilt wie andere Lebendimpfstoffe für Transplantierte als kontraindiziert. Alternativ wird ein parenteraler Totimpfstoff aus gereinigtem Kapselpolysaccharid angewendet (Typhim VI®), dessen Impfschutz allerdings durch hohe Erregerdosen durchbrochen werden kann. Daten über die Schutzwirkung beider Impfstoffe bei Transplantierten liegen nicht vor.

> **Obwohl Typhus im Gegensatz zu Cholera zu den durch einfache Hygienemaßnahmen vermeidbaren bakteriellen Infektionskrankheiten gehört, ist eine Impfung mit Todimpfstoff bei der Reise in ein Endemiegebiet empfehlenswert.**

Obwohl Typhus im Gegensatz zu Cholera zu den durch einfache Hygienemaßnahmen vermeidbaren bakteriellen Infektionskrankheiten gehört, ist eine Impfung mit Todimpfstoff bei der Reise in ein Endemiegebiet empfehlenswert.

Cholera

Cholerainfektionen kommen derzeit in Süd- und Südostasien, Afrika und Südamerika vor. Insgesamt besteht für Reisende eine eher geringe Gefahr, sich zu infizieren, da die Erkrankung meist in Form von Epidemien, selten bei Einzelnen auftritt. Bei der Prophylaxe einer Cholera-Erkrankung stellen hygienische Maßnahmen die Mittel der ersten Wahl dar. Der aus inaktivierten Vibrionen bestehende Impfstoff bietet bei Immunkompetenten nur bei 50 Prozent einen zeitlich begrenzten Schutz für etwa drei bis sechs Monate (Cholera-Impfstoff®). Eine Impfung ist daher nur bei längerem Aufenthalt in Endemie-Gebieten indiziert.

Daten über den Einsatz dieses Impfstoffes bei Transplantierten liegen nicht vor. Aus theoretischen Erwägungen sollte er hier nicht angewendet werden. Die inaktivierte Schluckimpfung ist in Deutschland nicht zugelassen. Über den parenteral zur Verfügung stehenden Impfstoff aus inaktivierten Vibrionen (Serovar A1, alle Typen) gibt es ebenfalls keine Erfahrungen bei Transplantierten. Er ist allerdings auch bei Immunkompetenten nur gering effektiv (um 60 Prozent).

Tollwut

Eine Tollwutimpfung ist vor allem bei Reisen nach Indien, Afrika und Südamerika anzuraten, vor allem wenn ein enger Kontakt zu Tieren zu erwarten ist. Gerade bei längeren Aufenthalten im Zielland besteht das Risiko einer Infektion, so dass eine Impfung bereits vor Antritt der Reise erfolgen sollte (Rabivac®, Rabipur®).

Mückenschutz

Ein effektiver Mückenschutz kann die Übertragung der Erreger von Malaria, Gelbfieber und Denguefieber sowie verschiedener Enzephalitiden verhindern. Tagaktive Moskitos reagieren vor allem auf dunkle, sich bewegende Objekte, weshalb langärmelige Kleidung aus hellem Leinenstoff getragen werden sollte. In Malaria-Gebieten sollte vom Eintritt der Dämmerung an ein Aufenthalt im Freien vermieden werden (tagsüber besteht bei der nachtaktiven Anopheles-Mücke kaum ein Risiko). Der Schlafraum kann durch Nutzung von

Mückennetzen (nur effektiv bei möglichst kleinen Maschen!) vor den Fenstern, guter Ventilation („Cross-ventilation") und konsequenter Anwendung der Aircondition praktisch mückenfrei gehalten werden. Moskitonetze und Kleidung können mit dem insektenabweisenden Permethrin imprägniert werden.

Insektenabweisende Stoffe (Repellents) wirken je nach Schweißproduktion etwa zwei bis vier Stunden. Mit Abstand die größte Erfahrung liegt hier für N,N-Diethyl-3-Methylbenzamide (DEET) vor, welches die Chemorezeptoren der Moskitos hemmt. DEET-Repellents und Kleidungsstücke, die mit Permethrin imprägnierten sind, bieten zusammen einen praktisch 100-prozentigen Schutz vor Insektenstichen. Die Resorption der Chemikalie über die Haut kann in seltenen Fällen zu systemischen Reaktionen, vor allem Neurotoxizitäten, führen. Berichte zu spezifischen renalen oder hepatischen Nebenwirkungen liegen nicht vor. Für die sonstigen angebotenen Stoffe, zum Beispiel auf pflanzlicher oder Zitronenbasis, scheint die Schutzwirkung vor Mückenstichen so viel geringer zu sein, dass trotz möglicher Toxizität eine klare Empfehlung für DEET-haltige Schutzmittel für Transplantierte auszusprechen ist.

Malaria
Der Verlauf einer Malaria bei Transplantierten ist bisher vor allem in Fallberichten beschrieben worden. Die Diagnose ist schwierig, da unter der immunsuppressiven Therapie der typische Fieberrhythmus komplett fehlen kann und auch andere Zeichen wie eine Milzvergrößerung (Splenomegalie) nicht immer auftreten. Damit kann das klassische Leitsymptom „Fieber nach der Rückkehr aus einem Endemiegebiet" fehlen. Ciclosporin führt zu

Die beste Malariaprophylaxe ist die Vermeidung von Malariagebieten.

einer erniedrigten Parasitämie, was die Beurteilung von Blutausstrichen auch im Fieberschub erschwert. Der Plasmodiennachweis kann so unter Umständen erst nach wiederholten Untersuchungen gelingen. Eine Behandlung sollte im Notfall vor der Diagnosesicherung beginnen. Komplikationen umfassen hämolytische Reaktionen, akute Abstoßungen und Thrombozytopenien. Fieberschüben kann ein Kreatinin-Anstieg folgen. Dabei kann das histologische Bild des Transplantates mit zellulären Infiltraten dem einer akuten Abstoßung entsprechen. Es wurde beobachtet, dass sich die Nierenwerte durch die Malaria-Therapie normalisieren, ohne dass eine Abstoßungstherapie durchgeführt wurde. Bei einer Malaria-Infektion kommt es zu einer Immunsuppression. Die Immunsuppression muss daher vom Arzt angepasst werden.

Medikamentöse Malariaprophylaxe
Transplantierte müssen bei Reisen in ein Malaria-Endemiegebiet sorgfältig Risiko und Nutzen gegeneinander abwägen. Eine Reise in Hochrisikogebiete sollte auf jeden Fall während der Regenzeit unterbleiben! Die Chemoprophylaxe der Malaria verhindert nicht die Infektion, sondern die Vermehrung der Blutschizonten (Erreger im Blut). Dementsprechend ist die oben beschriebene Expositionsprophylaxe die einzig kausale Maßnahme. Entsprechend den Richtlinien der WHO zur Malaria-Prophylaxe werden je nach Resistenzlage und Malaria-Risiko drei Zonen unterschieden: A (Prophylaxe mit Chloroquin), B (Prophylaxe mit Chloroquin und Proguanil, Stand-by mit Mefloquin) und C (entsprechend B oder Mefloquin-Prophylaxe). Die Einnahme der Medikamente zur Vorbeugung muss so rechtzeitig vor der Reise begonnen werden, dass eine Spiegelanpassung der immunsuppressiven Substanzen erfolgen kann.

MERKBLATT REISEVORBEREITUNG ORGANTRANSPLANTIERTER PATIENTEN

Checkliste zur Reisevorbereitung

		✔
Reiseapotheke	Antibiotika: Gyrasehemmer	
	Analgetika: Paracetamol, Tramadol-Tropfen, Metamizol	
	Antidiarrhoika: Loperamid	
	Rehydratationslösung: (z. B. Elotrans®)	
Dokumente	Attest über Diagnose(n) und Medikamente (in der Sprache des Ziellandes, wird zum Beispiel für Einreisen in Schweiz und USA zwingend benötigt!)	
	Alle Dokumente müssen unterschrieben und gestempelt (möglichst in Form eines Siegels), sowie mit Namen und Reisepass-Nummer versehen sein	
	Nützlich ist der Hinweis: „Zum persönlichen Gebrauch, kein kommerzieller Nutzen"	
Reiseunterlagen	Flugticket mit variablem Rückflugdatum, Reiserücktritts- und Auslandskrankenversicherung	

Checkliste zur Reisevorbereitung

	✔
Sonstiges	Desinfektionsmittel
	Thermometer
	sterile Tupfer
	Pflaster
	Einwegspritzen und -kanülen
	Sonnencreme mit hohem Lichtschutzfaktor
	Adressen/Telefonnummern deutschsprachiger Ärzte bzw. Krankenhäuser im Reiseland (Möglichkeiten zur Spiegelbestimmung von Ciclosporin/Tacrolimus!)
	Medikamente mit Kühltasche ins Handgepäck
Besonders wichtig	Ausreichende Menge der Immunsuppressiva mitnehmen

Informationsmöglichkeiten und Adressen

Organisation	Adresse	Bemerkungen
Deutsche Gesellschaft für Tropenmedizin und internationale Gesundheit e.V.	Postfach 40 04 66 80704 München www.tromed.dtg.org	Adressen tropenmedizinischer Einrichtungen und Empfehlungen zur Malariavorbeugung. Keine individuelle Beratung!
Deutsches Grünes Kreuz	Schuhmarkt 4 35037 Marburg Tel. 06421 293-0	U. a. deutsche Übersetzung der jährlich aktualisierten WHO-Broschüre Travel and Health: „Reisen und Gesundheit"
Zentrum für Reisemedizin	Oberrather Str. 10 40472 Düsseldorf 0211 904290	Kommerzieller Anbieter sehr gut aufgearbeiteter Informationen. Allgemeine und individuelle Auskünfte.
Flugmedizinischer Dienst der Lufthansa	Lufthansa Basis 60546 Frankfurt Tel. 069 696-2144	Auskünfte u. a. zur Flugfähigkeit bei verschiedenen Begleiterkrankungen auf der Basis eines Fragebogens.
Weltgesundheitsorganisation WHO	International travel and health www.who.int/ith	Informationen zu weltweiten Impfvorschriften und Liste mit Gesundheitsrisiken nach Reisezielen.
Center of Disease Control (CDC)	Homepage Travel Information www.cdc.gov/travel/index.htm	Nach Regionen geordnet (alle Länder bis auf USA), Zugriffsmöglichkeit über Landkarten.

24. ERFOLGSAUSSICHTEN NACH EINER NIERENTRANSPLANTATION

Die meisten dialysepflichtigen Patienten haben bei der Nierentransplantation schon eine lange Zeit der Krankheit mit häufigen Arztbesuchen und regelmäßigen Dialysen hinter sich. Die Nierentransplantation führt in der Regel zu einer erheblichen Verbesserung des Allgemeinbefindens und der Lebensqualität.

Langzeitüberleben
Die immunologische Auseinandersetzung zwischen transplantierter Niere und Patient wird durch die eingenommenen Medikamente nicht völlig ausgeschaltet, sondern nur unterdrückt. Daher ist die Funktionsdauer der neuen Niere leider zeitlich eingeschränkt, wobei ein Transplantatüberleben von über 20 Jahren ohne weiteres möglich ist. Die Transplantationsmedizin ist eine recht junge Wissenschaft und in vielen Labors wird kräftig an Verbesserungen der Medikamente geforscht. Daher wird das Transplantatüberleben in der Zukunft vermutlich deutlich länger sein. Derzeit verlassen über 90 Prozent aller transplantierten Patienten die Klinik mit einem funktionierenden Organ und 85 Prozent dieser Patienten haben nach einem Jahr noch eine stabile Nierenfunktion. Im Durchschnitt funktioniert eine transplantierte Niere derzeit circa 12 bis 15 Jahre.

25. QUELLENNACHWEIS UND WEITERFÜHRENDE LITERATUR

Kasiske BL, Ramos EL, Gaston RS, Bia MJ, Danovitch GM, Bowen PA, Lundin PA, Murphy KJ. **The evaluation of renal transplant candidates: Clinical practise guidelines.** J Am Soc Nephrol 1995; 6:1-34.

Consensus Conference on standardized listing criteria for renal transplant candidates. Transplantation 1998; 66:962-967.

Nierentransplantation. Reismann R, Konert J, Schabel J. (Hrsg.) Trias Verlag 3. Auflage Stuttgart 2000.

...und das Leben geht weiter! Informationsbroschüre zur Nierentransplantation. Deutsche Bearbeitung Viebahn, (Hrsg.) R Georg Thieme Verlag 1. Auflage Stuttgart, New York 1999.

Nieren-Lebendspende – Rechtsfragen und Versicherungsfragen für Mediziner. Kirste G. (Hrsg.) Pabst Science Publishers 1. Auflage Lengerich, Berlin, Riga, Rom, Wien, Zagreb 2000.

Der Ernährungsratgeber für Nierentransplantierte und einiges darüber hinaus. Herms, K. (Hrsg.) Pabst Science Publishers 1. Auflage Lengerich, Berlin, Riga, Rom, Wien, Zagreb 2000.

Wie neu geboren – Lebenschance Organtransplantation. Rass H. (Hrsg.) Thieme Verlag 1. Auflage Stuttgart 1997.

Diatra – Journal Fachzeitschrift für Nephrologie und Transplantation. Eltville/Rhein 1/2001 und 1/2002.

Dialyse aktuell. Lohfelden Conzema Verlag 6/2001.

Der Dialyse Patient. Bundesverband Dialysepatienten e.V., 5. Sonderheft Nierentransplantation, 2001 Mainz Kirchheim-Verlag.

Organtransplantation. Pfitzmann R, Neuhaus P, Hetzer R. Walter de Gruyter 1. Auflage Berlin, New York 2001.

Leben mit der neuen Niere. Dreikorn, K (Hrsg.) 1. Auflage Pabst Science Publishers 1. Auflage Lengerich, Berlin, Riga, Rom, Wien, Zagreb 1994.

Jetzt ist's ein Stück von mir. Storkebaum, S Kösel Verlag München 1997.

Lütkes, Witzke, Philipp, Schmitt, Heemann: **Impfungen und reisemedizinische Empfehlungen für Organtransplantierte**. Deutsche Medizinische Wochenschrift 2000; 125:1011-1016.

26. INTERNETPORTALE MIT NÜTZLICHEN INFORMATIONEN ZUR NIERENTRANSPLANTATION

Internetadresse   **Kurzbeschreibung**

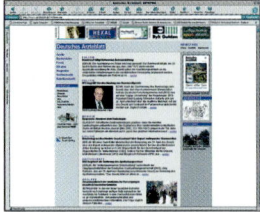

Deutsches Ärzteblatt
Unter der Suchfunktion können verschiedene Artikel über Organtransplantation abgerufen und ausgedruckt werden

www.aerzteblatt.de

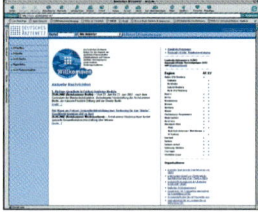

Deutsches Ärztenetz
Unter der Suchfunktion können verschiedene Richtlinien über das Transplantationsgesetz eingesehen werden

www.aerztekammer.de

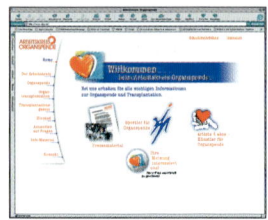

Arbeitskreises für Organspende
Information über die Organentnahme und Fragen über Hirntoddiagnostik

www.akos.de

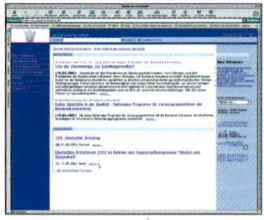

Bundesärztekammer
Unter der Suchfunktion können verschiedene Informationen über das Transplantationsgesetz abgerufen werden

www.bundesaerztekammer.de

Internetadresse	Kurzbeschreibung
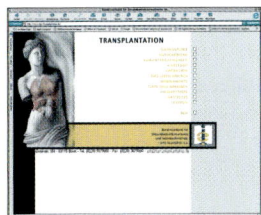	**Bundesverband für Gesundheitsinformationen und Verbraucherschutz** Detaillierte Informationen über Nierentransplantation und Lebendspende **www.bgv-transplantation.de**
	Bundeszentrale für gesundheitliche Aufklärung Links zu verschiedenen Beratungsstellen und weitere nützliche Adressen **www.bzga.de**
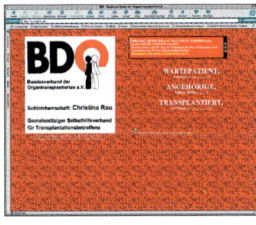	**Bundesverband der Organtransplantierten** Informationen über Nierentransplantation und nützliche Links zu anderen Web-Seiten **www.bdo-ev.de**
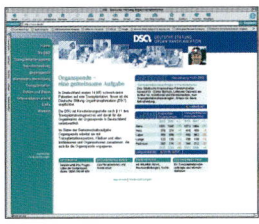	**Deutsche Stiftung für Organtransplantation** Aktuelle Daten und Informationen über Organtransplantation in Deutschland **www.dso.de**

Internetadresse	Kurzbeschreibung
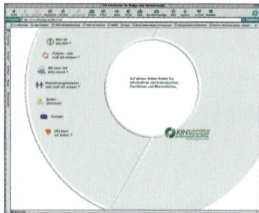	**Kuratoriums für Dialyse und Nierentransplantation** Informationen über Dialyse und Nierentransplantation **www.kfh-dialyse.de**
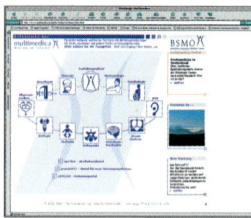	**Multimedica: Medizin im Internet** Infoline Transplantation, Informationen allgemein über Organtransplantation **www.multimedica.de**
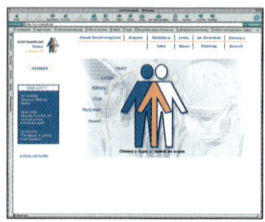	**Eurotransplant Leiden** Informationen und Statistik über Organtransplantation in Englisch **www.nephron.com** **www.transplant.org**
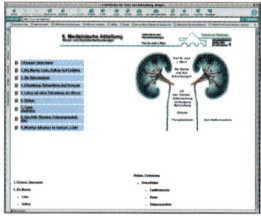	**Onlinebuch über Nierenerkrankungen** **www.nierenbuch.de**

Internetadresse	Kurzbeschreibung
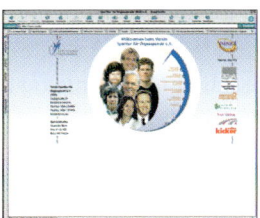 **www.vso.de**	**Sportler für Organspende** Informationen über Sport und Organspende
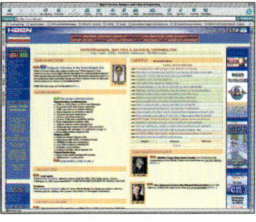 **www.hdcn.com**	**Online Journal über Nierenerkrankungen** Fachinformationen in englisch
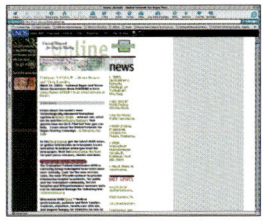 **www.unos.org**	**UNOS** Informationen über Organtransplantation in USA (englisch)
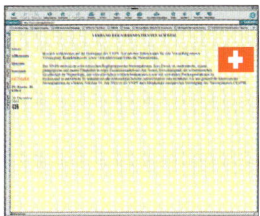 **www.nierenpatienten.ch**	**Verband der Nierenpatienten** Nierentransplantation in der Schweiz (deutsch-französisch-italienisch)

Internetadresse	Kurzbeschreibung
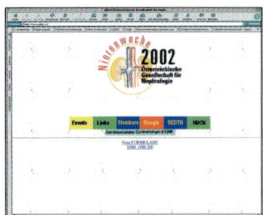	**Österreichische Gesellschaft für Nephrologie** Österreichische Gesellschaft für Nephrologie Informationen über Nierentransplantation und Organspende in Österreich **www.nephro.at**
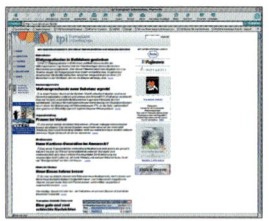	**Transplant Information** Selbsthilfemagazin zum Thema Transplantation und Organerkrankung **www.tpiweb.com**
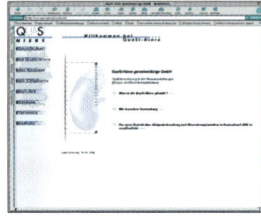	**Quasi-Niere** Qualitätssicherung in der Nierenersatztherapie (deutsch/englisch) **www.quasi-niere.de**
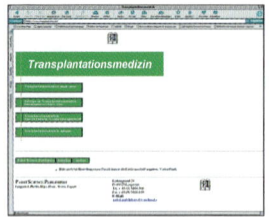	**Deutsche Transplantationsgesellschaft** Daten und Links über Organtransplantation der Deutschen Transplantationsgesellschaft (DTG) **www.d-t-g.org**

27. TRANSPLANTATIONSZENTREN

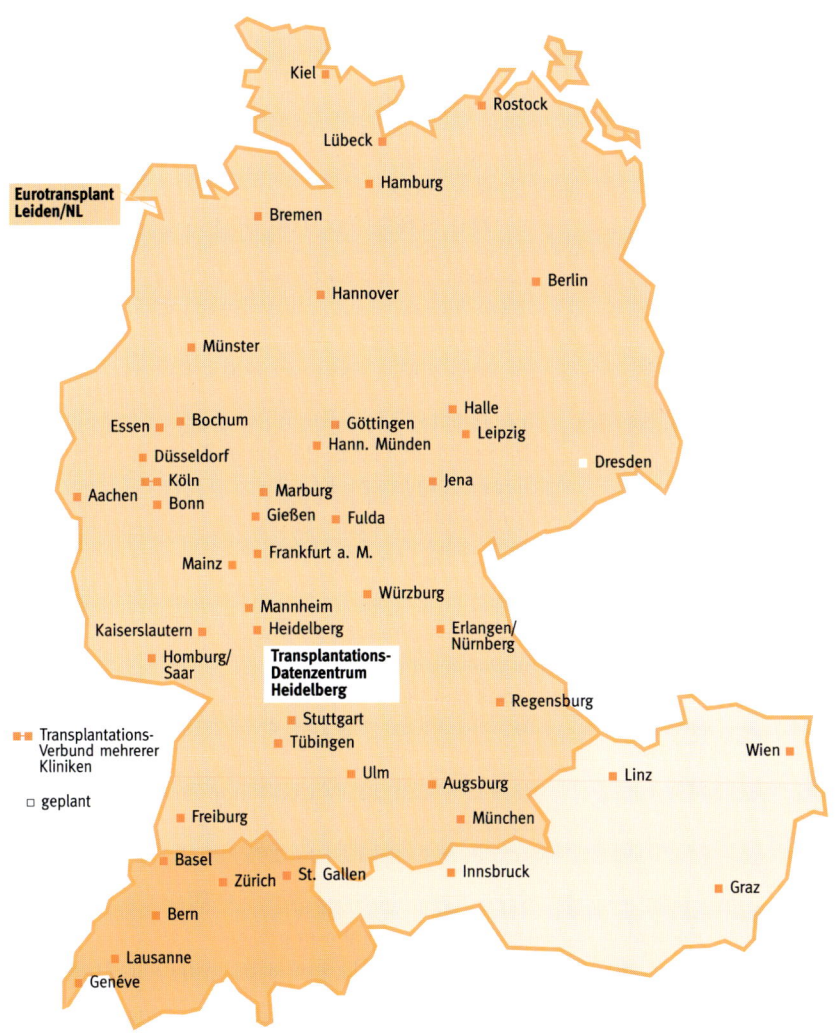

Abbildung: Transplantationszentren in Deutschland, Österreich, Schweiz

Deutschland (Vorwahl außerhalb von Deutschland ++49)

Aachen (AK) Transplantationszentrum
Rhein.-West.Techn.Hochschule,
Pauwelsstr. 30
52057 Aachen
Tel. 0241 80800, Fax 0241 874139

Augsburg (AK) Transplantationszentrum
Zentralklinikum Augsburg, Stenglinstr. 2
86156 Augsburg
Tel. 0821 40001, Fax 0821 4003343

Berlin - UKBF (BE) Transplantationszentrum Freie Universität,
Universitätsklinikum Benjamin Franklin
Hindenburgdamm 30
12200 Berlin,
Tel. 030 84450, Fax 030 8347591

Berlin - Charité (BC) Transplantationszentrum Humboldt-Universität
Charité – Campus Virchow-Klinikum
Augustenburger Platz 1
13353 Berlin
Tel. 030 45050, Fax 030 45052902

Charité – Campus Mitte, Schumannstr. 20/21
10117 Berlin
Tel. 030 28025040, Fax 030 28023671

Bochum (BB) Transplantationszentrum
Knappschaftskrankenhaus
Chirurgische Klinik, In der Schornau 23-25
44892 Bochum
Tel. 0234 2990, Fax 0234 2993269

Bonn (BO) Transplantationszentrum
Rheinische Friedrich-Wilhelms-Universität
Universitätsklinik, Sigmund-Freud-Str. 25
53105 Bonn-Venusberg
Tel. 0228 2870, Fax 0228 2876616

Bremen (BM)	Transplantationszentrum Kliniken der Freien Hansestadt Bremen Urologische Klinik, St. Jürgenstr. 1 28205 Bremen Tel. 0421 4214971, Fax 0421 447738
Dresden (DR)	Transplantationszentrum Universitätsklinikum Carl Gustav Carus der TU Dresden, Fetscherstraße 74 01307 Dresden Tel. 0351 4580, Fax 0351 4590336
Düsseldorf (DU)	Transplantationszentrum Heinrich-Heine-Universität Gebäude 14.95, Moorenstr. 5 40225 Düsseldorf Tel. 0211 8100, Fax 0211 312085
Essen (ES)	Transplantationszentrum Universitätsklinikum Essen Hufelandstr. 55 45122 Essen Tel. 0201 7230, Fax 0201 788319
Fulda (F)	Transplantationszentrum Klinikum Fulda Pacelliallee 4 36043 Fulda Tel. 0661 8414, Fax 0661 845678
Frankfurt/M (FM)	Transplantationszentrum Klinikum d. Johann Wolfgang Goethe Universität Theodor-Stern-Kai 7 60590 Frankfurt/M Tel. 069 63014976, Fax 069 63014617
Freiburg (FR)	Transplantationszentrum Klinikum der Albert-Ludwigs-Universität Hugstetter Str. 55 79106 Freiburg im Breisgau Tel. 0761 2701, Fax 0761 278970

Göttingen (GO) Transplantationszentrum
Georg-August-Universität
Robert-Koch-Str. 40
37075 Göttingen
Tel. 0551 391, Fax 0551 556747

Gießen (GI) Transplantationszentrum
Justus-Liebig-Universität
Klinikstr. 36
35385 Gießen
Tel. 0641 990, Fax 0641 28384

Halle (HA) Transplantationszentrum
Martin-Luther-Universität
Magdeburger Str. 16
06097 Halle
Tel. 0345 5571210, Fax 0345 5574700

Hamburg (HG) Transplantationszentrum
Universitätskrankenhaus Eppendorf
Martinistr. 52
20246 Hamburg
Tel. 040 428030, Fax 040 428034662

Hann. Münden (HM) Transplantationszentrum
Nephrologisches Zentrum Niedersachsen
Vogelsang 105
34346 Hann. Münden
Tel. 05541 9960, Fax 05541 996315

Hannover (HO) Transplantationszentrum
Medizinische Hochschule Hannover
Carl-Neubergstr. 1
30625 Hannover
Tel. 0511 5321, Fax 0511 556747

Heidelberg (HB) Transplantationszentrum
Universitätsklinikum d. Ruprecht-Karls-Universität
Im Neuenheimer Feld 110
69120 Heidelberg
Tel. 06221 566110, Fax 06221 565366

Homburg (HS) Transplantationszentrum
Univ.-Kliniken des Saarlandes
Kirrberger Str.
66421 Homburg
Tel. 06841 163000, Fax 06841 163560

Jena (JE) Transplantationszentrum
Friedrich-Schiller-Universität
Lessingstr. 1
07740 Jena
Tel. 03641 450943, Fax 03641 449710

Kaiserslautern (KS) Transplantationszentrum
Westpfalzklinikum
Hellmut-Hartert-Str. 1
67655 Kaiserslautern
Tel. 0631 2030, Fax 0631 26499

Kiel (KI) Transplantationszentrum
Chirurgische Klinik der Christian-Albrechts-
Universität, Arnold-Heller-Str. 7
24105 Kiel
Tel. 0431 567471, Fax 0431 577116

Köln (KL/KK) Transplantationszentrum
Klinik der Universität Köln-Lindenthal
Joseph-Stelzmannstr. 9
50931 Köln
Tel. 0221 4780, Fax 0221 4601945

Köln (KM) Transplantationszentrum
Städt. Kliniken Köln-Merheim
Medizinische Klinik 1, Ostmerheimer Str. 200
51109 Köln
Tel. 0221 89070, Fax 0221 8991148

Leipzig (LP) Transplantationszentrum
Universität Leipzig
Liebigstr. 20 a
04103 Leipzig
Tel. 0341 97109, Fax 0341 9612474

Lübeck (LU) Transplantationszentrum
Medizinische Universität zu Lübeck
Ratzeburger Allee 160
23538 Lübeck
Tel. 0451 5000, Fax 0451 505451

Mainz (MZ) Transplantationszentrum
Klinikum der Johannes-Gutenberg-Universität
Langenbeckstr. 1
55101 Mainz
Tel. 06131 170, Fax 06131 177367

Mannheim (MA) Transplantationszentrum
Klinikum Mannheim GmbH
V. Medizinische Klinik, Theodor-Kutzer-Ufer
68167 Mannheim
Tel. 0621 3392974, Fax 0621 3392556

Marburg (MR) Transplantationszentrum
Klinikum der Philipps-Universität
Baldingerstraße
35033 Marburg
Tel. 06421 2860, Fax 06421 21763

München (MH) Transplantationszentrum
Technische Universität, Klinikum Rechts der Isar
Ismaninger Str. 22
81675 München
Tel. 089 41402011 od. 4706706, Fax 089 478917

München (ML) Transplantationszentrum
Klinikum Großhadern der Ludwig-Maximilians-
Universität, Marchioninistr. 15
81377 München
Tel. 089 70950, Fax 089 7004160

Münster (MN) Transplantationszentrum
Klinikum der Westfälischen Wilhelm-Universität
Albert-Schweitzer-Str. 33
48149 Münster
Tel. 0251 831, Fax 0251 88565

Nürnberg (NB/ER)	Transplantationszentrum Friedrich-Alexander-Universität, Erlangen-Nürnberg, Krankenhausstr. 12 91054 Erlangen Tel. 0911 803091 / 92, Fax 0911 890647
Regensburg (RB)	Transplantationszentrum Klinikum der Universität Regensburg Franz-Josef-Strauß-Allee 11, 93042 Regensburg Tel. 0941 9446900, Fax 0941 9446902
Rostock (RO)	Transplantationszentrum Universität Rostock, Universitätsklinik Ernst-Heydemann-Str. 6 18057 Rostock Tel. 0381 4940 od. 4925500, Fax 0381 4923861
Stuttgart (ST)	Transplantationszentrum Katharinenhospital, Klinikum Stuttgart Jägerstr. 62 70174 Stuttgart Tel. 0711 2784150, Fax 0711 2784159
Tübingen (TU)	Transplantationszentrum Chirurgische Universitätsklinik Hoppe-Seyler-Str. 3 72076 Tübingen Tel. 07071 290, Fax 07071 152103
Ulm (UL)	Transplantationszentrum Klinikum der Universität Ulm Steinhövelstr. 9 89075 Ulm Tel. 0731 50201, Fax 0731 23167
Würzburg (WZ)	Transplantationszentrum Klinikum der Bayerischen Julius-Maximilians- Universität, Josef-Schneider-Str. 2 97080 Würzburg Tel. 0931 24047, Fax 0931 286750

Österreich (Vorwahl außerhalb von Österreich ++43)

Graz
Landeskrankenhaus – Universitätsklinikum Graz
Universitätsklinik für Chirurgie
Auenbruggerplatz 29
A-8036 Graz
Tel. 0943 3162730, Fax 0943 3162107

Linz
Allgemeines Krankenhaus Linz
Transplantationszentrum
Krankenhausstr. 9
A-4020 Linz
Tel. 0732 78060, Fax 0732 7770012

Innsbruck
Universitätsklinikum Innsbruck
Anichstraße 35
A-6020 Innsbruck
Tel. 0512 5042603, Fax 0512 5042602

Wien
Klinische Abteilung für Transplantation
Chirurgische Universitätsklinik
Allgemeines Krankenhaus Wien
Währinger Gürtel 18-20
A-1090 Wien
Tel. 01 40 4004000, Fax 01 40 4006872

Schweiz (Vorwahl außerhalb der Schweiz ++41)

Basel
Kantonsspital Basel
Spitalstraße 21
CH-4031 Basel
Tel. 061 2652525 od. 2652306, Fax 061 2657512

Bern
Klinik für Viszeral und Transplantationschirurgie
Inselspital
Freiburgerstr. 18
CH-3010 Bern
Tel. 031 642111

Genéve
Hôpital Cantonal Universitaire de Genéve
24, rue Micheli-du-Crest
CH-1211 Genéve 14
Tel. 022 3723311

Lausanne
Centre Hospitalier Universitaire Vaudois CHUV
Rue du Bugnon
CH-1011 Lausanne
Tel. 021 3141111

St. Gallen
Kantonspital St. Gallen
Rohrschacherstr. 95
CH-9007 St. Gallen
Tel. 071 4941111

Zürich
Universitäts Spital Zürich
Klinik für Viszeral- und Transplantationschirurgie
Rämistr. 100
CH-8091 Zürich
Tel. 01 2551111, Fax 01 2554449

Eurotransplant (Deutschland, Österreich, Belgien, Niederland, Luxemburg)

Leiden Eurotransplant Foundation
PO Box 2304
2301 CH Leiden
Niederlande
Tel. ++31 71 579-5795, Fax ++31 71 579-0515

Swisstransplant

Genéve Swisstransplant
Hospital Cantonal Universitaire
24, rue Micheli –du-Crest
CH-1222 Genéve 14
Schweiz
Tel. 0900 570234 (0.36/Min innerhalb der Schweiz)
Tel. ++41 22 372950, Fax ++31 22 3729505

DSO (Deutsche Stiftung für Organtransplantation)

Neu-Isenburg Deutsche Stiftung für Organtransplantation
Emil von Behring-Passage
63263 Neu-Isenburg
Deutschland
Tel. 06102 3008-131

Infotelefon Organspende (DSO/Bundeszentrale Gesundheitliche Aufklärung)

Infotelefon für Patienten und Angehörige über die Organspende und um Informationsmaterial für Unterricht oder Fortbildung zu bekommen
Tel. 0800 9040400

28. SELBSTHILFEGRUPPEN

Deutschland Selbsthilfegruppen

Baden-Würtemberg

Stuttgart
Verband der Dialysepatienten Baden-Württemberg e.V.
Günter Teichmann, Rauchstraße 57
74076 Heilbronn, Tel. 07131 79591

Aalen/Heidenheim
Verband der Dialysepatienten Baden-Württemberg e.V.
Adolf Stoiber, Langestr. 12
73441 Bopfingen, Tel. 07362 7698

Albstadt
Verband der Dialysepatienten Baden-Württemberg e.V.
Hans-Peter Seupt, Kapfstr 7
72469 Meßstadt-Hossingen, Tel. 07436 8958

Bad Mergentheim
Verband der Dialysepatienten Baden-Württemberg e.V.
Bernhard Krause, Mozartstr. 2
74706 Osterburken
Tel. 06291 415105, Fax 06291 415272

Balingen/Albstadt/Hechingen
Verband der Dialysepatienten Baden-Württemberg e.V.
Gisela Schlittenhelm, Eugenstr. 20
72336 Balingen
Tel. 07433 16967, Fax 07433 21213

Bruchsal
IG chronisch Nierenkranker Kraichgau-Hardt e.V.
Bernd Lang, Josef-Heid-Str. 25
76646 Bruchsal, Tel. 07251 16929

Denzlingen
Hilfe für chronisch Nierenkranke Kinder und Jugendliche e.V. Freiburg
Dr. med. A. Kapp-Schwoerer, Mauracherstr. 31
79211 Denzlingen
Tel. 07666 5144, Fax 07666 912443

Freiburg Verein der chronisch Nierenkranken Südbaden e.V.
Siemensstr. 4
79108 Freiburg, Tel. 0761 51434-58

Friedrichshafen IG der Dialysepatienten und Nierentransplantatierten
Bodensee-Oberschwaben e.V.
Wolfgang Stuckenbrock, Platanenstr. 40
88046 Friedrichshafen, Tel. 07541 73686

Göppingen Verband der Dialysepatienten
Baden-Württemberg e.V.
Heinz Nerling, Ziegelstr. 51
73033 Göppingen, Tel. 07161 27121

Heilbronn Verband der Dialysepatienten
Baden-Württemberg e.V.
Christa Bender, Fichtenweg 21
74257 Untereisesheim, Tel. + Fax 07132 41714

Immendingen TKG Transplantations-Kooperatinsgruppe
Baden-Württemberg e.V.
Herbert Anders, Blumenstraße 3
78194 Immendingen
Tel. 07462 91728, Fax 07462 91727

Ludwigsburg Verband der Dialysepatienten
Baden-Württemberg e.V.
Bernd Peichl, Johannes-Nefflenstr. 14
74385 Pfeidelsheim, Tel. + Fax 07132 41714

Renningen Selbsthilfe bei Nierenversagen Sindelfingen e.V.
Claus Graseck, Arzetstr. 25,
71272 Renningen, Tel. 07159 18227

Reutlingen Verband der Dialysepatienten
Baden-Württemberg e.V.
Bernhard Domes, Peter-Roseggerstr. 84
72762 Reutlingen, Tel. 07121 24950

Schwäbisch Hall/ Crailsheim	Verband der Dialysepatienten Baden-Württemberg e.V. Minhold Fleischmann, Winterrain 74545 Michelfeld, Tel. 07949 540
Stutensee	IG Dialyse Nordbaden e.V. Bert Wolf, Märchenstr. 19 76297 Stutensee, Tel. 0721 688366
Ulm	Allianz Organtransplantierter und Dialysepatienten Rolf Barthel, Eberhardstr. 44 89073 Ulm, Tel. 0731 9217722
Waiblingen	Verband der Dialysepatienten Baden-Württemberg e.V. Klaus Zinnecker, Alte Waiblingerstr. 32 71336 Waiblinger, Tel. 07151 81868

Bayern

Allgäu	Interessensgemeinschaft der Dialysepatienten und Nieren-Transplantierten in Bayern e.V. Allgäu Franz Sieber, Ohneberg 25 87634 Günzach, Tel. 08372 7409
Altötting	Arbeitsgruppe Organspende e.V. Gerhard Gröpmeier, Raitenhaiter Str. 11 a 84503 Altötting, Tel. 08671 8312
	Selbsthilfegruppe für Dialysepatienten und Nierentransplantierte Altötting e.V. Peter Egart, Altöttinger Str. 20 84524 Neuötting, Tel. 08671 71913
Augsburg	Interessensgemeinschaft der Dialysepatienten und Nieren-Transplantierten in Bayern e.V. Monika Maier, Elisenstr. 10 86159 Augsburg, Tel. + Fax: 0821 573870

Amberg	Interessensgemeinschaft der Dialysepatienten und Nieren-Transplantierten in Bayern e.V. Hans Letz, Poltzstr. 6 92224 Amberg, Tel. 09621 13523
Bamberg	Interessensgemeinschaft der Dialysepatienten und Nieren-Transplantierten in Bayern e.V. Anni Thieret, Kirchweg 2 96123 Litzendorf, Tel. 0905 1082
Bayreuth	Interessensgemeinschaft der Dialysepatienten und Nieren-Transplantierten in Bayern e.V. Günter Vogel, Oberweisenbach 11 95233 Helmbrechts, Tel. 09252 7759
Berchtesgadener Land	Arbeitsgruppe Organspende e.V. Gisela Maier, Fürstenweg 50 83395 Freilassing, Tel. 08654 694380
Coburg	Interessensgemeinschaft der Dialysepatienten und Nieren-Transplantierten in Bayern e.V. Brigitte Bauer, Meisenweg 2 96482 Ahorn, Tel. 09561 15524
Fichtelgebirge	Interessensgemeinschaft der Dialysepatienten und Nieren-Transplantierten in Bayern e.V. Rudolf Mulz, An der Gregnitz 95697 Nagel, Tel. 09236 404, Fax 09561 15524
Höslwang	Arbeitsgruppe Organspende e.V. Irmi Hobmaier, Amerangerstr. 6 83129 Höslwang, Tel. 08055 336, Fax 08055 8877
Ingolstadt	Interessensgemeinschaft der Dialysepatienten und Nieren-Transplantierten in Bayern e.V. Helga Woitas, Ziegeleistr. 24d 85055 Ingolstadt, Tel. 0841 58598
Kulmbach	Interessensgemeinschaft der Dialysepatienten und Nieren-Transplantierten in Bayern e.V. Wolfgang Herrmann, Am Anger 5a 95326 Kulmbach, Tel. 09221 81872, Fax 09221 4568

Landsberg/Lech	Interessensgemeinschaft der Dialysepatienten und Nieren-Transplantierten in Bayern e.V. Bernd Reinwaldt, Welserstr. 23a 86836 Untermeitingen, Tel. 08232 3309
München	Interessensgemeinschaft der Dialysepatienten und Nieren-Transplantierten in Bayern e.V. Erich Stienen, Heidemannstr. 27 80939 München Tel. 089 3161253, Fax 089 3161254
Passau	Selbsthilfegruppe „Neues Leben e.V." Adolf Seidl, Eppanerstr. 14 94036 Passau, Tel. + Fax: 0851 6626
Rosenheim	Interessensgemeinschaft der Dialysepatienten und Nieren-Transplantierten in Bayern e.V. Eduard Lindinger, Eschenweg 7 83022 Rosenheim, Tel. 08031 68688
Schweinfurt	IG der Dialysepatienten und Nierentransplantierten Franz Seitz, Kreuzstr. 25 97493 Bergrheinfeld, Tel. + Fax: 09721 90787
Traunstein	Arbeitsgruppe Organspende e.V. Franz Heiß, Zollweg 3 83246 Unterwössen, Tel. 08641 8000
Weiden	Interessensgemeinschaft der Dialysepatienten und Nieren-Transplantierten in Bayern e.V. Franz Nowy, Breiter Weg 5 92660 Neustadt, Tel. 09602 1301
West-Mittelfranken	Interessensgemeinschaft der Dialysepatienten und Nieren-Transplantierten in Bayern e.V. Gerlinde Hassold, Burggrafenstr. 12 97215 Uffenheim, Tel. 09842 8562

| Würzburg | Interessensgemeinschaft der Dialysepatienten und Nieren-Transplantierten in Bayern e.V. Ulrich Roßner, Kantstr. 36 97074 Würzburg, Tel. + Fax 0931 72879 |

Berlin

| Berlin | IG Dialyse und Transplantation (IDT) Berlin e.V. Ekkehard Schmid, Bernhard-Bästleinstr. 16 10367 Berlin, Tel. 030 9729207 Geschäftsstelle: Rüsternallee 39 12623 Berlin, Tel. 030 5676783 |
| | Interessensgemeinschaft organtransplantierter Patienten e.V. Ute Opper, Zescherstr. 12 12307 Berlin, Tel. 030 7641931, Fax 030 76404594 |

Bremen

| Bremen | IG Dialysepatienten und Nierentransplantierten Bremen e.V. Christa Bahrs, Tresckowstraße 27 28203 Bremen Tel. 0421 705544, Fax: 0421 447738 |

Hamburg

| Hamburg | IG künstliche Niere Hamburg e.V. Peter E. Stoetzer Tel. 040 8991393, Fax 040 8901772 Geschäftsstelle: Heimchenweg 5 22523 Hamburg Tel. 040 579944, Fax: 040 57261229 |
| | Elternkreis Kinderdialyse Hamburg Walter Achatzi, Am Vossberg 4a 24568 Kaltenkirchen , Tel. 04191 1090 |

Hessen

Darmstadt
IG der Dialysepatienten Darmstadt e.V.
Georg Seibert, Odenwaldstr. 34
64832 Babenhausen, Tel. 06073 2157

Frankfurt
IG der Dialysepatienten und
Nierentransplantierten für Frankfurt e.V.
Detlef Heifelder, Fischbacherstr. 8
61350 Bad Homburg
Tel. 06172 934449, Fax 06172 9334450

Fritzlar
IG der Dialysepatienten und Transplantierten
Nordhessen e.V.
Herbert Becker, Danzigerstr. 13
34560 Fritzlar, Tel. 05622 6761

Haiger
Elterninitiative Kinderdialyse Marburg e.V.
Kornelia Kuhlmann, Rathausstr. 11b
35708 Haiger, Tel. 02773 71854

Kassel
VND& T Verein für Nierenkranke, Dialysepatienten
u. Transplantierte e.V.
Kontakt und Beratungsstelle: Renate Behrends
Baunsbergstr. 16 A
34131 Kassel, Tel. 0561 314641, Fax 0561 33792

Wetzlar
IG der Dialysepatienten und Transplantierten
Mittelhessen e.V.
Dieter Gath, Goethestr. 2
35582 Wetzlar-Dutenhofen, Tel. 0641 92039

Wiesbaden
IG der Dialysepatienten und Transplantierten
Wiesbaden e.V.
Gerhard Stroh, Geschäftsstelle: Blücherstr. 12-14
65195 Wiesbaden, Tel. + Fax 0611 495330

Mecklenburg-Vorpommern

Neubrandenburg

Eckard Saß, Eichenstr. 3a
17098 Friedland/Mecklenburg, Tel. 039601 26670

Selbsthilfegruppe chronisch Nierenkranker e.V.
Bernhardstr. 3
17033 Neubrandenburg (keine Angabe)

IG der Dialysepatienten und
Nierentransplantierten Schwerin e.V.
Bert Burmeister, Kielerstr. 31a
19057 Schwerin, Tel. + Fax: 0385 4843124

Rostock

Förderkreis chronisch nierenkranker Kinder e.V.
Rostock
Klaus-Peter Lückert, Südstr. 1
17509 Gahlkow, Tel. 038352 366

Verein Dialyse Rostock e.V.
Dr. Christian Binsch, Admannshäger Weg 7a
18107 Lichtenhagen Dorf
Tel. 038203 84822, Fax 038203 82322

Wismar

Wolfgang Hindenberg, Drosselweg 10
23970 Wismar, Tel. 03841 205128

Niedersachsen

Niedersachsen

IG Nierenkranker und Dialysepatienten
Niedersachsen e.V.
Alfred Börgerding, Quakenbrückerstr. 37
49413 Dinklage, Tel. 04443 3337
Vereinsanschrift:
Siegrid Wolbert-Schumacher, Wiesenweg 228
27257 Affinghausen
Tel. 04247 583, Fax 04247 1809

Braunschweig	IG Nierenkranker und Dialysepatienten Niedersachsen e.V. Klaus Künne, Tönneckenkopf 19 38667 Bad Harzburg, Tel. 05322 83444
Celle	IG Nierenkranker und Dialysepatienten Niedersachsen e.V. Waltraud Ede, Tiegener Busch 9 29614 Soltau, Tel. 05191 2116
Göttingen	IG Nierenkranker und Dialysepatienten Niedersachsen e.V. Bettina Sehnke, Weserstr. 12 37081 Göttingen, Tel. 0551 705812
Hameln/Pyrmont/ Schaumb.	IG Nierenkranker und Dialysepatienten Niedersachsen e.V. Rudolf Volkmann, Oststraße 18 31698 Lindhorst, Tel. 05725 7597
Hannover	IG Nierenkranker und Dialysepatienten Niedersachsen e.V. Rüdiger Sengpiel, Stilleweg 15 30655 Hannover, Tel. 0511 6499997 Selbsthilfe nierenkranker Kinder und Jugendlicher e.V. Sitz Hannover Christa Nöckel, Von-Hünefeld-Str. 7 27793 Wildeshausen, Tel. 04431 73124
Hildesheim	IG Nierenkranker und Dialysepatienten Niedersachsen e.V. Brigitte Pawelzik, Ostpreußenstr. 30 31139 Hildesheim, Tel. 05121 262079
Lingen	IG Nierenkranker und Dialysepatienten Niedersachsen e.V. Manfred Abram, Heidestr. 22 49808 Lingen, Tel. 0591 64275

Lüneburg

IG Nierenkranker und Dialysepatienten Niedersachsen e.V.
Günter und Elfi Bork, Böttcherstr. 10a
21365 Adendorf, Tel. 04131 18202

Oldenburg

IG Nierenkranker und Dialysepatienten Niedersachsen e.V.
Manfred Völge, Meisenweg 9
26131 Oldenburg, Tel. 0441 51950

Osnabrück

IG Nierenkranker und Dialysepatienten Niedersachsen e.V.
Erhard Hinz, Wichernstr. 34
49326 Melle, Tel. 05428 662

Papenburg

IG Nierenkranker und Dialysepatienten Niedersachsen e.V.
Anne Walker, Splitting rechts 100
26871 Papenburg, Tel. 04961 71130

Stade

IG Nierenkranker und Dialysepatienten Niedersachsen e.V.
Hartmut Heußler, Kantsr. 12
21698 Harsefeld
Tel. 04164 5962, Fax 04164 812912

Vechta/Cloppenburg/ Bassum/Diepholz

IG Nierenkranker und Dialysepatienten Niedersachsen e.V.
Heinrich Schumacher, Wiesenweg 228
27257 Affinghausen
Tel. 04247 583, Fax 04247 1809

Wilhelmshaven

IG Nierenkranker und Dialysepatienten Niedersachsen e.V.
Gerd Oetjen, Freiligrathstr. 153b
26368 Wilhelmshaven
Tel. 04421 64257, Fax 04247 1809

Nordrhein-Westfalen

Bad Oeynhausen	Verband Organtransplantierter Deutschland (VOD) e.V. Wielandstr. 28a. 32545 Bad Oeynhausen Tel. 05731 792181, Fax 05731 792182
Bergisches Land	Wuppertal/Remscheid/Solingen/Kreis Mettmann/Ost) Harald Stubee, Zum Tal 8 42349 Wuppertal, Tel. 0172 4661160
Bergkamen	Selbsthilfegruppen Nierenkranker in Lünen und Umgebung Edgar Stephan, Heideweg 14 59192 Berkamen, Tel. 02306 80404
Bochum	Selbsthilfegruppen der Dialysepatienten und Nierentransplantierten Bochum e.V. Geschäftsstelle: Gisela Peronne, Sieben Planeten 23 44892 Bochum, Tel. + Fax 0234 2878939
Borgolzhausen	Gesprächskreis Eltern nierenkranker Kinder Münster e.V. Birgit Arndt, Kleekamp 12 33829 Borgholzhausen
Dortmund	Selbsthilfeverein Nierenkranken Dortmund e.V. Klaus Genster, Tel. 02302 62285 Geschäftsstelle: DPWV-Haus, Westhoffstr. 8-12 44145 Dortmund, Tel. 0231 837990
Duisburg	Bundesverband der Organtransplantierten e.V. (BDO) Unter den Ulmen 98 47137 Duisburg Tel. 0203 442010, Fax 0203 442127
Duisburg/Mühlheim/ Oberhausen	Christel Oettgen, Kirchstr. 92 45478 Mülheim, Tel. 0208 51859

Düsseldorf	Die Peritonealdialyse e.V. Sitz Düsseldorf Hanns-Dieter Willms, Wilhelmstr. 346 41812 Erkelenz, Tel. + Fax: 02431 3464
Erkelenz/Linnich	Gisela Bissinger, Gladbacherstr. 225 50189 Elsdorf, Tel. 02274 1875
Essen	Siegfried Hilscher, Humboldtstr. 159a 45149 Essen, Tel. 0201 743434
	Forschungsunterstützungskreis Kindernephrologie e.V. Dr. med. Klaus-Eugen Bonzel, Ostpreußenstr. 34 45259 Essen Tel. 0201 723-2738 (Sekretariat Klinik)
Essen/Düsseldorf	Förderverein Nierenkranker Kinder und Jugendlicher Wolfgang Hunger, Uechtmannstr. 32 45966 Gladbeck Tel. 02043 56616, Fax 02043 989241
Gelsenkirchen/ Recklinghausen/ Bottropp	Gerhard Märker, Im Fuhlenbrock 160 46242 Bottropp Tel. 02041 52513
Herford	Bernd Rolf, Am Werresdamm 7 32584 Löhne, Tel. 05732 5276
Hochsauerland/ Kreis Meschede	Peter Neutzler, Am Drehberg 42 59872 Meschede, Tel. 02903 2509
Köln	Dialyseverein Köln e.V. Bernd Ehritt, Diepgenbeck Allee 12 50858 Köln, Tel. 02234 74292
Krefeld/Viersen/ Kempen	Annemarie Göbels, Dampfmühlenweg 31/33 47799 Krefeld, Tel. 02151 21193
Lippe-Hellweg/Unna/ Soest/Hamm/Lippstadt	Hans Georg Gedigk, Bockumer Weg 79 59065 Hamm, Tel. 02381 65146

Lüdenscheid/Iserlohn	Johannes Lausberg, Weststraße 52 58638 Iserlohn, Tel. + Fax 02371 29711
Mettmann	Gemeinschaft der Nierenkranken, Dialysepatienten und Transplantierten Gartenstraße 8 40822 Mettmann, Tel. 02104 81611 Rudi Becker, 02173 81022 Horst Puplinkhuisen, Tel. 02104 40684
Mönchengladbach/ Rheydt	Anna-Maria u. Lothar Meißner Wickrathbergerstr. 2 41189 Mönchengladbach, Tel. 02166 51182
Münden-Lübbecke	Helmut Altvater, Auenweg 51 32425 Minden, Tel. 0571 46732
Münster/Nordwalde	Selbsthilfegruppe Organtransplantierter im Förderkreis Herzzentrum Karl Kriens, Fürstengrund 15 48356 Nordwalde Tel. 02573 2215, Fax 02573 98686 Josef Wegmann, Scheffer-Boichorststr. 28 48149 Münster, Tel. + Fax: 0251 82673 Aachener Förderkreis für Organtransplantierter e.V. Arnold Beer, Jochen-Klepper-Weg 1 52499 Baesweiler, Tel. + Fax 02401 51647 Internet: www.rwth-aachen.de/aft/
Münster/Coesfeld	Dr. rer. nat. Charlotte Rozermund Steinfurter Str. 33 59387 Ascheberg, Tel. 02593 98887
Neuss	IG Künstliche Niere und Transplantierter Nordrhein-Westfalen e.V. Dietmar Steinbrecher Geschäftsstelle: Bonnerstr. 71 41468 Neuss, Tel. 02131 30317, Fax 02131 33638

Neuss/ Düsseldorf	Kontaktaufnahme über die Geschäftsstelle Tel. 02131 30317
Niederrhein/Moers/ Kleve	Johann Hoffmann, Bogenstraße 68 47475 Kamp-Lintfort, Tel. 02842 50004
Oberhausen	Selbsthilfegruppen der Dialysepatienten und Transplantierten Oberhausen Klaus Peter Luft, Friedrich-Karl-Str. 34 46045 Oberhausen, Tel. + Fax 0208 801881
Olpe	Siegfried Hermann, Biggestr. 118a 57462 Olpe, Tel. 02761 4694
Paderborn	IG Dialysepatienten/Nierentransplantierte Paderborn (IDP) Johannes Glaen, Schlotmannstr. 6 33100 Paderborn, Tel. 05293 309
Rheinland	Selbsthilfe nierenkranker Kinder und Jugendlicher Rheinland e.V. Ursula Rehfeld, Weimarerstr. 23 50259 Pulheim, Tel. 02234 82797
Siegburg/Lohmar	IG der Dialysepatienten un Transplantierten Siegburg und Umgebung e.V. Geschäftsstelle: Humperdinkstr. 10-12 53721 Siegburg, Tel. 02241 61035 Werner Kreyenborg, Krebsauelerstr. 40 53797 Lohmar, Tel. 02206 4344
Siegerland	Gerlinde Schäfer, Zum Wolfsloch 31 57223 Kreuztal, Tel. 02732 590756
Wuppertal	Arbeitsgemeinschaft für Nephrologie Wuppertal e.V. Brigitte Winkel, Am Untergraben 35 42399 Wuppertal, Tel. 0202 612293

Rheinland-Pfalz

Alzey
Dialyse-Patient Alzey e.V.
Prof. Dr. rer. nat. Matthias Coenen, Weinrufstr. 8
55232 Alzey
Tel. 06731 993120, Fax 06731 993151

Eifel/Mittelmosel/ Hundsrück
SHGC e.V. Selbsthilfegruppe für Nierenkranke, Dialysepatienten, Transplantierte und Angehörige
Anne Uhrhan, Kirchstraße 4
56812 Cochem, Tel. 02671 1657

Grafschaft
IG künstliche Niere Rheinland-Pfalz Nord e.V.
Wille Bach, Gartenstr. 3
53501 Grafschaft
Tel. 02641 6817, Fax 02641 203876

Idar-Oberstein
Selbsthilfegruppen „Wanderniere" Idar-Oberstein
Karl-Heinz Hub, Im Eck 14
55767 Nohen, Tel. 06789 7455

Kaiserslautern
IG der Dialysepatienten Kaiserslautern e.V.
Peter Geißler, Am Margeretenacker 8
67305 Ramsen, Tel. 06351 8369

Plaidt
IG Nierenkranker und Transplantierter Mittelrhein e.V.
Hubert Mäder, An der Hauptschule 10
56637 Plaidt, Tel. 02632 73317

Sachsen

Bad Düben
Joachim Reiche, Gartenstraße 15
04849 Bad Düben, Tel. 034243 22426

Borna
Lothar Schmidt, Gartenstr. 6
04567 Kitzscher, Tel. 03433 741181

Chemnitz
IVDD Chemnitz e.V.
Günter Diener, Carl-von-Ossietzky-Str. 172
09127 Chemnitz

Döbeln	Michael Thümmler, Dresdnerstr. 5 04758 Oschatz, Tel. 03435 927259
Dresden	IG der Nierenkranken in Dresden e.V. Harald Illing, Spreewalderstr. 42 01239 Dresden
Freiberg	SHG Freiberg Renate Kießling, Am Obergöpelschacht 48 09600 Zug, Tel. 03731 74636
Glauchau	IG der Nierenkranken in Dresden e.V. Roland Franz, Vor dem Glauchauer Tor 21 08396 Waldenburg, Tel. 037608 3234
Großenhain	Claus Illchmann, Kahlhügelweg 48 01640 Coswig-Neusörnewitz
Leipzig	Kinderdialyse Leipzig Silke Matthei, Am Sportplatz 12 06198 Wettin-Gimsik IDN Leipzig e.V. Uwe Johannsen, Dr. Friedrichstr. 7 04808 Wurzen
Plauen	Ingrid Nullmeier, Obere Kirchstr. 6 08606 Oelsnitz
Sachsen	Dialyseverband Sachsen Annegret Bresch, Windmühlenweg 5a 04849 Bad Düben, Tel. 034243 22426
Zwickau	Joachim Burigk, Dorfstraße 76 04657 Langenleuba-Oberhain, Tel. 037381 5161

Sachsen-Anhalt

Dessau
IG für Dialysekranke und Transplantierte Dessau e.V.
Alfons Axmann, Augustenstr. 122
06842 Dessau, Tel. 0340 8823172

Halle/Saale
IG Dialyse und Transplantierten Halle/Saale
Thomas Ossyra, Böllberger Weg 69e
06128 Halle/Saale, Tel. 0345 4445520

Magdeburg
Interessensverband Dialyse Magdeburg e.V.
Manfred Kleinert, Quittenweg 9
39118 Magdeburg, Tel. 0391 614933

Interessensverband der Dialysepatienten und Nierentransplantierten Sachsen-Anhalts e.V.
Udo Kreissel
39053 Magdeburg, Tel. 0391 8118106

Wittenberg
IG Dialysepatienten/Nierentransplantierte Wittenberg e.V.
Dialysezentreum, Bernd Quast, Heuweg 16
06886 Wittenberg-Apollensdorf
Tel. 03491 613687

Schleswig-Holstein

Flensburg
IG der Dialysepatienten u. Transplantierten Flensburg e.V.
Margot Springer, Fruerlundhof 43
24943 Flensburg, Tel. + Fax: 0461 33296

Heide
IG der Dialysepatienten u. Nierentransplantierten Westküste e.V.
Hans Adolf Rühmann, Teichstr. 6
25746 Heide, Tel. 0481 88344

Kiel
IG der Dialysepatienten u. Nierentransplantierten in Schleswig-Holstein, Geschäftsstelle: Ringstr. 13
24114 Kiel, Tel. 0431 675347

Lübeck Verband der Dialysepatienten und
Transplantierten Lübeck e.V.
Lutz Hennings, Telemannweg 6
23556 Lübeck, Tel. 0451 46398

Thüringen

Eisfeld IG der Dialysepatienten und
Nierentransplantierten Thüringen e.V.
Frank Rehberg, Bürdenerstr. 15
98669 Veilsdorf

Erfurt IG der Dialysepatienten und
Nierentransplantierten Thüringen e.V.
Rosemarie Rudolph, Hintergasse 129
99100 Großfahner, Tel. 036206 21251

Jena Interessensverband der Kinderdialyse Jena e.V.
Judith Mannich, Robert-Koch-Str. 2
07743 Jena, Tel. 03641 616603

IG der Dialysepatienten und
Nierentransplantierten Thüringen e.V.
Klaus Müller, Liselotte-Herrmannstr. 2B
07747 Jena

Saalfeld IG der Dialysepatienten und
Nierentransplantierten Thüringen e.V.
Carmen Müller, Königsseerstr. 20
07422 Bad Blankenburg, Tel. 036741 43000

Weimar IG der Dialysepatienten und
Nierentransplantierten Thüringen e.V.
Ute Graichen, Zum Wilden Graben 4
99425 Weimar, Tel. 03643 59720

Österreich Selbsthilfegruppen (Vorwahl außerhalb von Österreich ++43)

Graz
Erste Steierische Interessensgemeinschaft für
Dialysepatienten und Nierentransplantierten
Franz Wiedner, Postfach 19
8016 Graz, Tel. 0316 462364

Innsbruck
Verein der Dialysepatienten
und Nierentransplantierten Tirols
Richard Schneider, Höhenstraße 14a
6020 Innsbruck, Tel. 0512 272989

Klagenfurt
Interessensgemeinschaft für Dialysepatienten und
Nierentransplantierten Kärntens
Walter Ambrusch, Babensbergerstr. 56
9020 Klagenfurt, Tel. 0463 262983

Rankweil
Interessensgemeinschaft der Dialysepatienten
und Nierentransplantierten Vorarlbergs
Lothar Lins, Baldebrechtsgasse 23
6830 Rankweil

Salzburg
SFN-Selbsthilfegruppe für Dialyse- und
transplantierte Nierenpatienten
Robert Resinger, Lacknerwinkel 137
5322 Plainfeld, Tel. 06229 2582, Fax 06229 25824

Wels
Vereinigung der Dialysepatienten und
Nierentransplantierten Oberöstereichs
Helga Lukas, Robert-Stolz-Str. 12
4600 Wels, Tel. 07242 44094

Wien
ARGE Niere Österreich
Arbeitsgemeinschaft der Selbsthilfegruppen der
Nierenpatienten Österreichs
Neulerchenfelder Straße 10/I/3/17
1160 Wien, Tel. + Fax: 01 4083818

Verein für Kinderdialyse und nierenkranke Kinder
Kurt Weiss, Strohgasse 2/24
030 Wien, Tel. 01 9741114

Schweiz Selbsthilfegruppen (Vorwahl außerhalb von der Schweiz ++41)

Aarau Gerhard Suter, Winzerweg 4A
5312 Döttingen, Tel. 056 2453116, Fax 056 2457739

Basel Alfred Bär, Auf der Wacht 41
4104 Oberwil, Tel. 061 4011329

Bern Heinz Schweizer, Gammen
3206 Rizenbach, Tel. 031 7478192

Dielsdorf Verein der Eltern von Nierenkranken Kinder (VENK)
Hans Ulrich Tschudi, Buchserstr. 41B
8157 Dielsdorf, Tel. 01 8531461

Genève Bernard Aubry, 10, rue due Vicaire-Savoyard,
Genève, Tel. 022 3444447

Graubünden Christian Ryffel, Silserweg 5
7000 Chur, Tel. 081 226004

Jura Calude Tendon, 4. ch. Des Bâts 41B,
2800 Delémont, Tel. 032 4238870

Lutzenberg Jörg Iseli, Haufen 652
9426 Lutzenberg, Tel. 079 6014209

Neuchâtel Emilio Fioretto, Edmond Dubois 10
2000 Neuchâtel, Tel. 032 7303513

Solothurn Heidi, Gribi, Kastelstr. 122
2540 Grechen, Tel. 032 6527477

Ticino Adriano Turchetti, Casa Lisetta
6518 Gordudo, Tel. 092 292764

Valais Georges Bitschnau, Clodevis
1967 Bramois/VS, Tel. 027 311326

Vaud Pierre Décosterd, 21 Ch. Villardiez
1009 Pully, Tel. 021 285990

Zürich Peter Pamperl, Gotzenwillerstr. 29
8405 Winterthur, Tel. 052 2322560

29. ANHANG

Erstes Vorgespräch Lebendspende

Transplantationszentrum

Ich bin darüber informiert worden, dass eine Organtransplantation und die damit verbundenen organisatorischen Maßnahmen (z. B. das Führen der Warteliste) nur möglich ist, wenn das Transplantationszentrum meine patientenbezogenen Daten (Identifizierungsdaten, Verwaltungsdaten, medizinische Daten) in dem hierfür notwendigen Rahmen speichert, verwaltet und in dem gesetzlich bzw. vertraglich vorgesehenem Umfang (§§ 10 -15 Transplantationsgesetz) übermittelt. Datenschutzrechtliche Bestimmungen werden hierbei beachtet.
Es werden Daten an
- die Stiftung Eurotransplant in Leiden (Niederlande)
- die vor-, mit- und nachbehandelnden Ärzte
- die Deutsche Stiftung Organtransplantation

in dem Umfang übermittelt, der zur Erfüllung der jeweiligen Aufgaben benötigt wird.

Hiermit bin ich einverstanden.

_____   _____   _____
(Ort, Datum)   (Name)   (Unterschrift)

Darüber hinaus bin ich damit einverstanden, dass meine Daten zur Untersuchung der Risikoentwicklung, der Behandlungserfolge verschiedener Therapieformen und deren Einflüsse auf den Transplantationserfolg an die wissenschaftlichen Datenbanken
- European Dialysis and Transplant Association (EDTA)
- Universität Heidelberg, Collaborative Transplant Study (CTS)
- andere wissenschaftliche Register

im erforderliche Umfang übermittelt werden.
Die Daten werden anonymisiert verarbeitet.

Die Zustimmung zu diesen Erhebungen ist freiwillig. Mir wurde erläutert, dass eine Nicht-Teilnahme für mich ohne Nachteil ist und die Einwilligung jederzeit widerrufen werden kann.
Ich bin mit der Übermittlung der Daten einverstanden.

_____   _____
(Ort, Datum)   (Unterschrift)

Zweites Vorgespräch Lebendspende

**Transplantationszentrum
Aufklärungsbogen für eine Nierentransplantation
(Vorgespräch)**

Name　　　　　　　　　Vorname　　　　　　　　Geb.-Datum

_____ _____ _____

Ich bin in einem ausführlichen Gespräch von dem Arzt des Transplantationszentrums

Herrn/Frau Dr. _____
über eine *Nierentransplantation* aufgeklärt worden. Dabei sind die Operationsschritte sowie Risiken und Komplikationen des Eingriffs besprochen worden.

Ein wesentlicher Schwerpunkt des Gespräches waren die Nebenwirkungen und Risiken einer dauerhaft einzunehmenden immunsuppressiven Medikation. Es ist mir bewusst, dass durch die notwendige medikamentöse Therapie zur Verhinderung einer Organabstoßung mein Immunsystem erheblich beeinträchtigt werden kann. Diese Immunschwächung kann zu einer lebensbedrohlichen Infektion bis hin zu einem nicht mehr beherrschbaren Organversagen – etwa im Rahmen einer Lungenentzündung oder Herzinsuffizienz – führen. Darüber hinaus besteht durch diese Medikamente ein geringfügig erhöhtes Risiko, an einem bösartigen Tumor zu erkranken.
Nach diesem ausführlichen Aufklärungsgespräch habe ich die Problematik der Transplantation und der Immunsuppression verstanden und erkläre den ausdrücklichen Wunsch nach einer Organtransplantation.

München, den _____

_____　　　　　　　　　　　_____
　　　　Patient　　　　　　　　　　　　　　　　　　　　Arzt

Drittes Aufklärungsgespräch Lebendspende

Transplantationszentrum Nierenlebendspende
Gemeinsame Erklärung des Spenders und Empfängers
Der Entschluss zur Organspende und Transplantation ist unsererseits freiwillig, ohne Druck und ohne entstehende Abhängigkeiten vorhanden. Gegenseitige Schadensersatzansprüche sind jetzt und künftig ausgeschlossen. Uns ist bewusst, dass nicht jede transplantierte Niere funktioniert, d.h. nach einem Jahr haben nur ca. 90 % der transplantierten Nieren eine ausreichende Funktion. Bei der Transplantation und der erforderlichen Nachbehandlung handelt es sich um einen relativ großen Eingriff mit einem Sterberisiko von ca. 2 % im ersten Jahr. Wir wurden ausführlich und umfassend informiert. Nach der Transplantation kann es zu so genannten Abstoßungsreaktionen beim Organempfänger kommen, die in seltenen Fällen zu einem völligen Verlust der Funktion des übertragenen Organs führen. Mir als Empfänger ist bewusst, dass nach einer erfolgreichen Transplantation regelmäßig bestimmte Medikamente eingenommen werden müssen, die eine solche Abstoßung der transplantierten Niere verhindern sollen. Diese Medikamente können als Nebenwirkung unter anderem eine erhöhte Gefährdung durch Infekte, eine mögliche Verschlechterung des Sehvermögens, Knochenschäden und unter Umständen Blutungen aus dem Verdauungstrakt mit sich bringen. Außerdem weiß der Empfänger, dass sich im Rahmen der Transplantation bestimmte Begleiterkrankungen verschlechtern können. Dieses betrifft besonders Patienten mit Herzleiden, Magengeschwüren und Zuckerkrankheit. Das Tumorrisiko ist wie unter der Dialyse etwas erhöht. Weitere Risikofaktoren für die Transplantation sind Übergewicht und Rauchen. Mir, dem Empfänger, ist bekannt, dass trotz entsprechender Untersuchungen des Spenders eine Übertragung extrem seltener Infektionskrankheiten mit dem Transplantat nicht mit letzter Sicherheit ausgeschlossen werden kann.

Ich als Empfänger muss damit rechnen, dass bei einer nicht medikamentös zu therapierenden, anhaltenden Abstoßungsreaktion die Niere wieder entfernt werden muss. Es kann auch dabei zu Wundheilungsstörungen, zu Gefäß- und Nervenschädigungen kommen.
Wir verstehen, dass es nicht möglich ist, eine komplikationslose Behandlung zu garantieren. Wir sind bereit, sowohl die Lebendspende als auch die Transplantation durchführen zu lassen. Uns ist bekannt, dass eine nach Landesrecht zuständige Kommission (an der Transplantation unbeteiligter Arzt, Person mit der Befähigung zum Richteramt, Psychologe) gutachterlich Stellung nehmen muss, ob begründete Anhaltspunkte dafür vorliegen, dass die Einwilligung des Spenders nicht freiwillig erfolgt, oder das Organ Gegenstand verbotenen Handeltreibens ist. Die hierzu notwendigen Auskünfte an diese Kommission sind wir bereit zu erteilen.
Wir sind damit einverstanden, dass laut Transplantationsgesetz im Rahmen der Qualitätssicherung ein Teil unserer personenbezogenen Daten, unter Wahrung des Datenschutzgesetzes, elektronisch gespeichert und für wissenschaftliche Studien ausgewertet werden.

_____   _____   _____
(Ort, Datum)   (Unterschrift Spender)   (Unterschrift Empfänger)

_____
(Unterschrift des Arztes/der Ärztin)

Merkblatt zum Aufklärungsgespräch über eine Nierentransplantation

Sehr geehrte Patientin, sehr geehrter Patient,
Sie leiden an einer dialysepflichtigen Niereninsuffizienz. Aus diesem Grund wurden Sie bei Eurotransplant zur Nierentransplantation gemeldet. Ist ein passendes Spenderorgan/ein geeigneter Lebendspender für Sie gefunden worden, so soll bei Ihnen eine Nierentransplantation/ Nierenlebendtransplantation durchgeführt werden.

Operationsverfahren
Vor Beginn der eigentlichen Transplantation wird das Spenderorgan inspiziert und für die Transplantation vorbereitet. (Exakte Darstellung und Zurechtschneiden der Gefäße und des Harnleiters). Zunächst wird unter sterilen Bedingungen bei Ihnen ein Blasenkatheter gelegt und die Blase mehrmals gespült. Der Blasenkatheter dient postoperativ zur Sicherstellung einer adäquaten Harnableitung und verbleibt ca. 4 Tage. Über einen ca. 20 cm langen Schnitt oberhalb der Leiste erfolgt der Zugang. Die Seitenwahl ist abhängig von evtl. Voroperationen bei Ihnen sowie der Beschaffenheit des Spenderorgans. Das Bauchfell wird samt Inhalt (v.a. Darm) vorsichtig zur Körpermitte hin abgedrängt, bis die Gefäße (Arterie und Vene der Beckenregion) erreicht werden können. Nun werden die Gefäße von begleitenden Lymphgefäßen gesäubert. Zunächst wird die Vene des Empfängers ausgeklemmt und längs eröffnet. Die Nierenvene des Spenderorgans wird nun End-zu-Seit an die Empfängervene genäht. In der selben Art und Weise wird mit Empfängerarterie und Nierenarterie verfahren. Nach Abschluss der Gefäßnähte wird der Blutstrom wieder freigegeben. Abschließend wird die Blasenwand eröffnet und der Harnleiter mit der Blase verbunden. In Einzelfällen kann hierbei zur Prophylaxe von Engstellen die vorübergehende (2-3 Monate) Einlage eines sog. Doppel-J-Katheters zur Schienung erforderlich sein. Nach abschließender Kontrolle auf Bluttrockenheit wird eine Drainage eingelegt, welche den Abfluss von Wundsekret ermöglichen soll. Sie verbleibt je nach Sekretabfluss 2-4 Tage. Schließlich erfolgt der Wundverschluss.

Folgen des Eingriffes
Die Nierentransplantation ist ein chirurgischer Routineeingriff, der meist komplikationslos verläuft. Grundsätzlich muss man in der
Transplantationsmedizin die operativen Komplikationen von den postoperativen, durch die Immunsuppression bedingten Komplikationen und Schwierigkeiten unterscheiden.

Mögliche Komplikationen
Wie bei jedem operativen Eingriff, bei dem die Körperoberfläche verletzt wird, ist eine **Narbenbildung** unvermeidbar. Zudem können **operationsbedingte Schmerzen** nicht immer ausgeschlossen werden. Aus diesem Grund sind Sie angehalten, bei Auftreten von jeglichen Schmerzen das Pflegepersonal zu informieren, damit Ihnen eine adäquate Schmerzmedikation verabreicht werden kann. Die Nierentransplantation läuft unter sterilen Bedingungen ab. Daher sind **Wundheilungsstörungen, lokale** (auf das Op-Gebiet beschränkte) oder **generalisierte** (Ausbreitung des Infektes auf den ganzen Organismus) Infekte relativ selten. Wie bei jedem Eingriff kann es zu **Verletzungen von** sog. **Begleitstrukturen** kommen. Hierunter versteht man anatomische Strukturen, die das eigentliche Operationsgebiet verdecken und aus diesem Grund abpräpariert werden müssen. Schon beim Hautschnitt kann es zur Verletzung von Hautnerven kommen, was postoperativ ein **Taubheitsgefühl der Haut** neben der Operationsnarbe nach sich zieht. Lagerungsbedingt kann es in seltenen Fällen **zur Dehnung von Nervenbahnen** kommen, welche den Oberschenkel versorgen. In diesem Fall kann nach dem Eingriff eine vorübergehende **muskuläre Schwäche am Oberschenkel** auftreten. Die Beckengefäße, an welche die Niere angeschlossen werden muss, sind von Lymphgefäßen umgeben, welche sich in der Regel gut zur Seite abdrängen lassen. In Einzelfällen kann es notwendig sein, diese **Lymphgefäße** zu **durchtrennen**. Hierbei kann es nach dem Eingriff auf der Seite der Transplantation zu einer **Schwellung des Beines** kommen. Eine seltene Komplikation einer Lymphgefäßverletzung stellt die sog. **Lymphfistel** dar, welche ggf., wenn sie Beschwerden verursacht, operativ durch eine sog. **Lymphozelenfensterung** saniert werden muss. Bei der Darstellung der Beckengefäße, an die das Transplantat angeschlossen werden kann, es in seltenen Fällen zu **Gefäßverletzungen** kommen. Die Relevanz einer derartigen Gefäßverletzung hängt zum einen vom Grad der evtl. Vorschädigung (Voroperationen, Verkalkungen etc.), zum anderen vom Ausmaß der Verletzung ab. In seltenen Fällen kann hieraus eine **Durchblutungsstörung** des entsprechenden **Beins** resultieren. Ggf. wird eine **Anpassung des operativen Vorgehens** erforderlich sein und das Transplantat selten auch auf der Gegenseite angeschlossen werden müssen.
Die Nierentransplantation erfolgt in der Regel extraperitoneal, d.h. das Bauchfell wird nicht eröffnet. Es kann jedoch notwendig sein, das Bauchfell zu eröffnen, was die Möglichkeit einer **Darmverletzung** nach sich zieht. Die Transplantatniere muss zum einen an die arterielle und venöse Versorgung (Beckengefäße) angeschlossen werden. Zum anderen muss die Ableitung des Harns in die Blase durch Herstellen einer Verbindung zwischen Harnblase und Transplantatharnleiter gesichert werden. Wie bei allen Gefäßnähten (Anastomosen) kann es auch hierbei zu **Blutungen** und **Nachblutungen** aufgrund von **Nahtundichtigkeiten** kommen. Selten resultiert aus einer Gefäßnaht eine funktionell bedeutsame **Enge des entsprechenden Gefäßes**. Dank einer engmaschigen Überwachung der Blutgerinnung sind Gefäßverschlüsse im Bereich der Gefäßnähte durch Blutgerinnsel (Thromben) mit der Notwendigkeit einer Revisionsoperation heute sehr selten. Bei der Verbindungsnaht zwischen Transplantatharnleiter und Harnblase kann es zu **Engstellen** oder **Undichtigkeiten** (mit **Ausbildung einer sog. Urinfistel**) kommen, welche eine **Harnleiterneueinpflanzung** im Rahmen einer **Reoperation** notwendig machen. Kann die Naht nicht spannungsfrei und sicher erfolgen, wird man bei Ihnen vorübergehend eine **innere Schienung** durch einen sog. **Doppel-J-Katheter** einlegen.

Unterschrift des Arztes/der Ärztin

Unterschrift des Patienten

Nierentransplantation Aufklärungsbogen

Bitte erst nach dem Aufklärungsgespräch ausfüllen und unterschreiben!

Bitte zutreffendes unterstreichen bzw. ergänzen.

☐ Den zum Mitnehmen bestimmten Informationsteil habe ich erhalten und gelesen. Die Verhaltenshinweise werde ich beachten.

Im Aufklärungsgespräch mit

Frau/Herrn Dr. _____
wurden unter anderem erörtert: Notwendigkeit des Eingriffs, alternative Behandlungsformen und deren Vor- und Nachteile, mögliche Komplikationen, risikoerhöhende Besonderheiten, mögliche Neben- und Folgeeingriffe, Erfolgsaussichten, spezielle Risiken sowie:

Meine Fragen wurden vollständig und verständlich beantwortet. Ich benötige keine zusätzliche Überlegungsfrist.

Entscheidung über die Einwilligung:

Bitte zutreffendes unterstreichen bzw. ergänzen.

☐ Nach gründlicher Überlegung willige ich in die Nierentransplantation / Nierenlebendtransplantation ein. Mit unvorhersehbaren, sich erst während des Eingriffs als notwendig erweisenden Änderungen oder Erweiterungen des geplanten Eingriffs sowie mit den ggf. erforderlichen Neben- und Folgeeingriffen bin ich einverstanden.

Falls Sie mit bestimmten Maßnahmen (z.B. Bluttransfusion) nicht einverstanden sind, geben Sie diese bitte an.

_____

☐ Ich willige in den vorgeschlagenen Eingriff nicht ein. Ich wurde darüber informiert, dass dadurch eine sinnvolle Behandlung der Erkrankung erschwert oder sogar unmöglich werden kann, mit entsprechender Gefahr für Leib und Leben.

_____ _____ _____
(Ort, Datum)   (Patient/in bzw. Betreuer/Vertrer)   (Ärztin/Arzt)

30. FREMDWÖRTERVERZEICHNIS

A

Abstoßung: Zerstörung von Gewebe, das vom Körper als fremd erkannt wird
Abszess: abgekapselte Eiteransammlung
akute Abstoßung: Abstoßung eines transplantierten Organs durch Zellen des Abwehrsystems
ALG: Antilymphozytenglobulin, Serum, das in der Lage ist, die für die Immunreaktion wesentlichen Lymphozyten gezielt zu zerstören, eine Form der Immunsuppression
Allergie: Überempfindlichkeit des Körpers gegenüber bestimmten Stoffen, z. B.: Medikamente, Kontrastmittel oder Jod
Allogenes Transplantat: Spenderorgan oder Gewebe eines anderen Individuums
Analgetika: Schmerzmittel Analgetikanephropathie: Schädigungen der Nieren durch Schmerzmittel (Phenacetin)
Anämie: Blutarmut
Anamnese: Vorgeschichte, Krankengeschichte
Anästhesist: Narkosearzt
Angina pectoris: Herzerkrankung mit Engegefühl im Brustbereich
Angiographie: Darstellung der Gefäße mit Röntgenkontrastmittel
Antibiotikum: Medikamente, die Bakterien töten oder sie an der Vermehrung hindern
Antigen: Stoff oder Partikel, der im Organismus die Aktivierung bzw. Bildung von Antikörpern auslöst
Antihypertensiva: Medikamente zur Behandlung eines erhöhten Blutdruckes
Antikörper: gegen einen bestimmten körperfremden Stoff gerichtetes körpereigenes Eiweiß, das bei einer Immunreaktion gebildet wird
Anurie: vollständiges Aufhören der Urinproduktion
Aorta: große Körperschlagader, die links der Wirbelsäule liegt
Arterie: Schlagader, die sauerstoffreiches Blut führt
Arteriosklerose: Gefäßverkalkung
arterio-venöse Fistel: operativ angelegte Verbindung zwischen einer Arterie und Vene (unter der Haut) als Zugang für die Hämodialyse
ATG: Antithymozytenglobulin, Serum, das in der Lage ist, die für die Immunreaktion wesentlichen Lymphozyten gezielt zu zerstören, eine Form der Immunsuppression
Ausscheidungsurogramm: Anfärbung des Nierengewebes und der ableitenden Harnwege mittels eines in die Armvene gespritzten Röntgenkontrastmittels
Azathioprin: Medikament zur Verhinderung von Abstoßungsreaktionen, Immunsuppression
Azidose: Übersäuerung

B

Bakterien: Krankheitserreger
Basisimmunsuppressiva: unverzichtbare Medikamente zur Unterdrückung des Immunsystems (Cyclosporin A oder Tacrolimus)

Biopsie: Gewebeentnahme zur Untersuchung (z. B. Nierenbiopsie)
Blutgruppen: werden durch Moleküle an den Zelloberflächen der roten Blutkörperchen charakterisiert
Blutgruppenkompatibilität: Übereinstimmung der Blutgruppen als Voraussetzung zur Transplantation

C

Calcitrol: in der Niere produziertes Hormon, das an der Regelung des Calciumstoffwechsels beteiligt ist
Carzinom: Krebs
Chronische Abstoßung: schrittweiser, schleichender Vorgang mit zunehmender Einschränkung der Transplantatfunktion
Ciclosporin A: wichtiger Wirkstoff zur Unterdrückung der Immunabwehr und Verhinderung einer Abstoßungsreaktion
Clearance: die Menge Blut, die in einer bestimmten Zeit in der Niere von allen Blutschlackenstoffen gereinigt wird
CMV: Cytomegalievirus, gehört zur Gruppe der Herpesviren, verursacht häufig Kreatininanstieg, Abstoßungen, Lungenentzündungen und Durchfall
Cross match: mit diesem Test wird geprüft, ob der Körper gegen das Organ, welches transplantiert werden soll, bereits Antikörper hat
Cortison: Hormon der Nebenniere, das den Zucker- und Fettstoffwechsel und auch den Wasserhaushalt beeinflusst. Es wirkt hemmend auf Heilungsvorgänge, es unterdrückt unerwünschte Körperreaktionen, z. B. Allergien. Wird zur Unterdrückung und Behandlung von Abstoßungsreaktionen eingesetzt.
Corticosteroide: Gruppe von Hormonen, die in der Nebennierenrinde produziert werden. Diese Hormone erfüllen wichtige Funktionen im Zucker-, Eiweiß-, Fett- und Salzhaushalt (z. B. Cortisol und Cortison)

D

Diabetes mellitus: Zuckerkrankheit
Dialyse: Nierenersatztherapie, apparative Blutwäsche zum Entfernen der giftigen, harnpflichtigen Substanzen aus dem Körper bei unzureichender Nierenleistung
Deutsche Stiftung Organtransplantation: s.a. DSO
Diffusion: Durchdringen von Membranen oder Gewebe durch passive oder aktive Vorgänge
Diuretika: Medikamente zur Förderung der Urinausscheidung
Donor: Organspender Dopplersonographie: Ultraschalluntersuchung zur Bestimmung der Geschwindigkeit des Blutflusses („Doppler"-Effekt)
Drainage: Abflaufschlauch für Wundsekret
DSA: digitale Subtraktionsangiographie, moderne Gefäßdarstellung mit Röntgenkontrastmittel
DSO: Deutsche Stiftung Organtransplantation, gemeinnützige Stiftung zur Organisation der Organentnahme
Duplexsonographie: farbkodierte Duplexsonographie (FKDS), kann zur Untersuchung der Durchblutung von

transplantierten Organen (Nieren) verwendet werden
Dysurie: Schmerzen beim Wasserlassen

E

EBV: Epstein-Barr-Virus, gehört zur Gruppe der Herpesviren, meist harmlos, kann bei starker Immunsuppression Lymphome auslösen
Eigenblutspende: Blutentnahme von eigenen Blutkonserven mehrere Wochen vor einer größeren und planbaren Operationen, wie z.B. vor einer Nierenlebendspende
Elektrokardiogramm: Aufnahme und Aufzeichnung der elektrischen Aktivität des Herzens
Elektrolytlösung: Infusionslösung mit Mineralsalzen
en bloc: im Paket, im Ganzen
Erythropoetin: körpereigener Stoff, der in der Niere gebildet wird. Er fördert die Bildung der roten Blutkörperchen (Erythrozyten)
Erythrozyt: rotes Blutkörperchen
Eurotransplant: Zentralstelle für die Vermittlung von Spenderorganen für die Benelux-Länder, Deutschland und Österreich, wurde 1967 in Leiden (Niederlande) gegründet.
Exkretion: Ausscheidung von Sekreten

F

Faszie: bindegewebige Muskelhülle
Filtration: Absonderung der Blutschlackenstoffe sowie Nahrungssalze aus der Blutbahn in das System der Sammelröhren der Niere

FK506: Prüfcode für Tacrolimus in der Forschung
Fossa iliaca: Region im kleinen Becken, in die die Niere transplantiert wird
Frequenz: Häufigkeit

G

Gewebetypisierung: Bestimmung der Gewebemerkmale (HLA-System)
Gewebemerkmale: HLA-Antigene Klasse I und II
Glomerulonephritis: Entzündung der Glomerula, die häufig zur Dialyse führt
Glomerulum: Nierenkörperchen, Filter zwischen Blut und Urin in der Niere
Glukose: Traubenzucker

H

Hämaturie: blutiger Urin
Hämodialyse: Blutwäsche
Harnsäure: schwer in Wasser lösliche Säure, die als Endprodukt des Eiweißstoffwechsel entsteht und mit dem Urin ausgeschieden wird. In hoher Konzentration kann Harnsäure einen Gichtanfall auslösen
Harnstoff: Abbauprodukt des Eiweißstoffwechsels, wird von der Niere ausgeschieden
Harnverhalt: Unvermögen, die Blase zu entleeren
Heimdialyse: Dialyse zu Hause
Herpes: gehört zur Gruppe der Viren, die Menschen infizieren. Herpes simplex verursacht Bläschen an Lippen und Genitale, Herpes Zoster verursacht segmentale Rötungen mit Bläschen

Hepatitis: Leberentzündung (wird durch Viren verursacht, z. B. Hepatitis A, B, C oder D)
Herzinsuffizienz: stark eingeschränkte Herzleistung
Hirntod: unwiderrufliches Ende der Hirnfunktionen, wird als Ende des Menschenlebens angesehen und berechtigt zur Einstellung der zwecklos gewordenen ärztlichen Behandlung
Histokompatibilität: Gewebeverträglichkeit, Übereinstimmung der Gewebe von zwei verschiedenen Menschen in wichtigen Merkmalen
HLA-Kompatibilität: Übereinstimmung der Gewebe von zwei verschiedenen Menschen in den so genannten Humanen-Leukozyten-Antigenen (HLA), die für die Gewebeverträglichkeit zwischen Spender und Empfänger von Bedeutung sind
Hydronephrose: Wassersackniere
hyperakute Abstoßung: Abstoßung eines transplantierten Organs durch Antikörper innerhalb von Minuten bis Stunden
Hypertonie: Bluthochdruck
Hypothermie: Körpertemperatur geringer als 36,5 Grad Celsius

I

Iliakalarterie: Arterie im Beckenbereich
Immunreaktion: Reaktion eines Stoffes oder sonstigen Bestandteiles der körpereigenen Abwehr gegen einen als fremd erkannten Stoff, etwa bei der Abwehr von Krankheitserregern oder bei der Abstoßung eines transplantierten Organs oder Gewebes
Immunsuppression: Unterdrückung der körpereigenen Immunabwehr durch geeignete Medikamente, notwendig zur Vorbeugung einer Abstoßungsreaktion
Immunsuppressiva: Medikamente zur Unterdrückung der körpereigenen Immunabwehr zur Vorbeugung oder Behandlung einer Abstoßungsreaktion
Immunsystem: Abwehrsystem des Körpers gegen Fremdstoffe
in situ: im Körper
Infiltrat: Entzündung im Körpergewebe
Infusion: Einbringen von Flüssigkeiten und Medikamenten durch einen Schlauch in eine Arm- oder Halsvene
Inkontinenz: Unvermögen, den Urinabgang zu kontrollieren
inkurabel: nicht heilbar
ipsilateral: gleichseitig
irreversibel: nicht rückbildungsfähig
Ischämiezeit: Zeitangabe in Stunden, in der sich ein Organ ohne Nährstoffversorgung bei entweder 4°C (kalte Ischämiezeit) oder über 4°C (warme Ischämiezeit) befindet

K

Kalium: wichtiges Mineralsalz im Blut, das bei hoher Konzentration zum Herzstillstand und bei niedriger Konzentration zu Herzrhythmusstörungen führen kann
Kalte Ischämiezeit: siehe Ischämiezeit
Konservierung: Aufbewahrung von entnommenen Organen in einer spezielle Lösung
Kontraindikation: Gegenanzeige

kontralateral: gegenseitig
Kontrastmittel: meist Jod enthaltende Flüssigkeit, die in die Vene infundiert wird und nach Anreicherung eine röntgenologische Darstellung von Gefäßen möglich macht
Kortex: Nierenrinde
Kortison: siehe Cortison
Kreatinin: Abbauprodukt des Muskelstoffwechsels, ist bei niereninsuffizienten Patienten erhöht

L
Lebendspende: Organentnahme eines paarig angelegten Organs bei einem lebenden Menschen (z.B. einer Niere)
Leukozyt: weißes Blutkörperchen
Lungenödem: Wasseransammlung in der Lunge (Überwässerung)
Lymphgefäße: bilden ein Netz aus Verbindungen, in denen das Gewebswasser in die Lymphknoten fließt
Lymphozyten: gehören zur Gruppe der weißen Blutkörperchen, B-Lymphozyten und T-Lymphozyten haben wichtige Funktionen bei der Immunabwehr

M
Makrohämaturie: mit bloßem Auge sichtbare Blutbeimengung im Urin
maligne: bösartig (Krebs)
Metastasen: Tochtergeschwülste bei bösartigen Erkrankungen
Mikrohämaturie: nur unter dem Mikroskop sichtbare Blutbeimengung im Urin
Miktion: Wasserlassen
Mittelstrahlurin: Urin aus der mittleren Urinportion während des Wasserlassen (zur Bestimmung der Anzahl und Art der Keimbesiedelung)
Mycophenolat-Mofetil: Immunsuppressiver Wirkstoff zur Vorbeugung einer Abstoßungsreaktion nach einer Nierentransplantation. Wird meist in Kombination mit Tacrolimus oder Cyclosporin A eingesetzt

N
Nachsorge: notwendige regelmäßige ärztliche Betreuung mit diagnostischen Kontrolluntersuchungen und Überprüfung der laufenden Behandlung (z. B. nach einer Nierentransplantation)
Natrium: Mineralsalz des Blutes
Nephrektomie: operative Entfernung einer Niere
Nephritis: Entzündung des Nierengewebes
Nephron: kleinste Filtereinheit der Niere, bestehend aus Glomerulum und Sammelröhren
nephrotoxisch: nierengiftig
Nierenfistel: Schlauch, dessen eine Spitze im Nierenbecken liegt und dessen anderes Ende zur Haut heraus ragt. Dieser Fistelschlauch dient der zeitweiligen Urinableitung nach außen
Nierenhilus: zentrale Einbuchtung in der Niere, in die die Nierenarterie mündet und aus der die Nierenvene austritt
Niereninsuffizienz: unzureichende Nierenfunktion, kann kurzfristig (akut) oder dauerhaft (chronisch) bestehen
Nierenparenchym: Nierengewebe
Nierenstanze: Entnahme eines Ge-

webszylinders aus einer transplantierten Niere, um sie auf eine Abstoßungsreaktion zu untersuchen
Nierenzyste: mit Körperwasser gefüllter Hohlraum in der Niere

O

Ödem: Ansammlung von Flüssigkeit im Gewebe
OKT 3: Antikörper zur Behandlung von Abstoßungsreaktionen
Oligurie: nur noch geringe Urinproduktion von ca. 10 ml pro Stunde auf Grund einer Erkrankung
Organspende: entweder Organentnahme bei einem Verstorbenen, der zu Lebzeiten einer Organspende zugestimmt hat bzw. dessen nächste Angehörigen nach seinem Tod zustimmen, oder Lebendspende eines Organs, wie z. B. der Niere
Organspendeausweis: ausweisartige Karte (Vordruck), worauf der Träger seine Bereitschaft zur Organspende erklärt. Der Spenderausweis bietet auch die Möglichkeit, bestimmte Organe/Gewebe von der Spende auszuschließen bzw. sich als Nichtspender zu erklären
Organtransplantation: Organverpflanzung, Übertragung eines Organs in einen lebenden Organismus

P

Palpation: Tastuntersuchung
Parathormon: Hormon der Nebenschilddrüse
perfundieren: durchspülen
Perfusion: Durchspülung
Peritonealdialyse: Bauchfellwäsche, die ausscheidungspflichtigen Substanzen werden durch das Peritoneum (= Bauchfell) des Patienten abfiltriert
Perfusionsszintigraphie: szintigraphische Darstellung der Nieren durch radioaktive Moleküle. Durch diese Untersuchung können Rückschlüsse auf die Durchblutung der transplantierten Niere gewonnen werden
Peritonealhöhle: Bauchhöhle
Peritoneum: Bauchfell
Plasma: flüssiger Anteil des Blutes
Plasmapherese: Eiweißtrennung
Pollakisurie: häufiger Harndrang, häufiges Wasserlassen
Polyneuritis: generalisierte Nervenentzündung
Polyurie: vermehrte Urinausscheidung
polyzystisch: aus vielen Zysten bestehend
postrenal: unterhalb der Niere, z. B. im Nierenbecken oder im Harnleiter gelegen
prärenal: vor der Niere gelegen
Prävention: Vorbeugung, Verhinderung
Pneumonie: Lungenentzündung
Primärharn: Urin, der in den Glomerula der Niere abfiltriert wird. Der größte Teil wird im System der auf- und absteigenden Sammelröhren wieder in den Körper aufgenommen
Prophylaxe: vorsorgliche Maßnahme, um eine Erkrankung zu verhindern
Prostata: Vorsteherdrüse beim Mann, umschließt den Anfang der Harnröhre und ist an der Samenbildung beteiligt

Prostataadenom: gutartige Vergrößerung der Prostata, bei älteren Männern häufig
Prostatakarzinom: bösartige Geschwulst (Krebs) der Prostata
Prostatitis: Entzündung der Prostata
Proteinurie: Eiweißausscheidung im Urin
Pyelonephritis: fieberhafte Entzündung sowohl des Nierenbeckens als auch des Nierengewebes
Pyurie: Ausscheidung von Eiter im Urin

R
Rapamycin: neuer immunsuppressiver Wirkstoff (TOR-Inhibitor)
Re-Transplantation: erneute Transplantation, z. B. nach vorangegangener erfolgloser Transplantation
Reflux: Rückfluss von Urin aus der Blase in den Harnleiter oder bis zum Nierenbecken
Rejektion: Abstoßung
renal: in der Niere gelegen
Renin: in der Niere gebildetes Hormon mit Wirkung auf den Blutdruck über die Hormone Angiotensin I und II
resistent: widerstandsfähig, nicht empfindlich
Resistenz: Widerstandsfähigkeit
Restharn: Urinmenge, die nach dem Wasserlassen noch in der Blase bleibt
Retroperitonealraum: Raum hinter dem Bauchfell, in dem u.a. Niere, Harnleiter und Blase liegen
Ruptur: Riss, z. B. Transplantatruptur bei schweren Abstoßungsreaktionen

S
Sediment: Niederschlag, z. B. von Kristallen am Boden eines Gefäßes, z. B. nach Zentrifugation von Urin
Sepsis: Überschwemmung des Organismus mit Bakterien und Eitererregern, gleichbedeutend mit der so genannten Blutvergiftung
Shunt: Kurzschlussverbindung zwischen einer Arterie und einer Vene zur Dialyse
Sonographie: Untersuchung von Organen mittels Ultraschall
Spenderausweis: siehe Organspendeausweis
Steroide: siehe auch Corticosteroide
Striktur: Verengung, z. B. der Harnröhre
Szintigramm: Untersuchung mit radioaktiven Stoffen zur Überprüfung der Organdurchblutung und -funktion
Suprapubische Blasenfistel („Pufi"): Urinableitung über einen Schlauch direkt durch die Haut

T
Tacrolimus: wichtiges Basisimmunsuppressivum zur Verhinderung von Abstoßungsreaktionen und Therapie
Terminale Niereninsuffizienz: endgültiges Nierenversagen
Thrombose: Verschluss eines Blutgefäßes durch Blutgerinnsel, z. B. Arterie oder Vene
Thrombozyt: Blutplättchen
Transplantat: Organ oder Gewebe, das verpflanzt werden soll
Transplantation: Verpflanzung, Übertragung eines Organs oder Gewebes in einen lebenden Organismus

Transplantationsantigene: Gewebemerkmale, HLA-System
Transplantationszentrum: Spezialklinik mit allen Voraussetzungen zur Vorbereitung, Durchführung und Nachsorge von Organtransplantationen
Tubuli: Nierenkanälchen in der Nierenrinde
Typisierungslabor: Labor, in dem die Gewebemerkmale vom Spender und/oder Empfänger bestimmt werden

U

Urämie: Vergiftung durch fehlende Funktion der Nieren
Ureter: Harnleiter
Urethrographie: röntgenologische Darstellung der Harnröhre mit Hilfe von Kontrastmittel
Urethra: Harnröhre
Urethro-Zystographie: Kontrastdarstellung von Harnröhre und Blase
Urinsediment: Feste Stoffe oder Zellen im Urin
Urosepsis: Blutvergiftung (s.a. Sepsis), die von den Harnwegen ausgeht

V

Vena cava: große Körperhohlvene
Virus: sehr kleiner Krankheitserreger, der Infektionen verursachen kann

W

warme Ischämiezeit: siehe Ischämiezeit
Wunddrainage: bei Operationen eingelegter Plastikschlauch zum Ableiten von Wundsekret nach außen

Z

Zyste: mit Körperwasser gefüllter Hohlraum, z. B. in der Niere: Nierenzyste, polyzystische Nierendegeneration
Zystennieren: vererbbare Nierenerkrankungen, bei denen die Nieren von zahlreichen Zysten durchsetzt sind. Diese Erkrankungen können zur terminalen Niereninsuffizienz führen
Zystitis: Blasenentzündung
Zystographie: radiologische Darstellung der Blase mit Einfüllen von Kontrastmittel in die Harnblase über einen Katheter
Zystoskopie: Spiegelung der Harnblase

31. IHR TRANSPLANTATIONSZENTRUM STELLT SICH VOR

Transplantationszentrum
Leiter
Stellvertreter
Station
Ambulanz

Aufkleber

Wichtige Telefonnummern

Dialysezentrum _____

Nephrologe _____

Nächste Verwandte _____

Krankenkasse (Sachbearbeiter) _____

Hausarzt _____

Eigene Notizen

Eigene Notizen

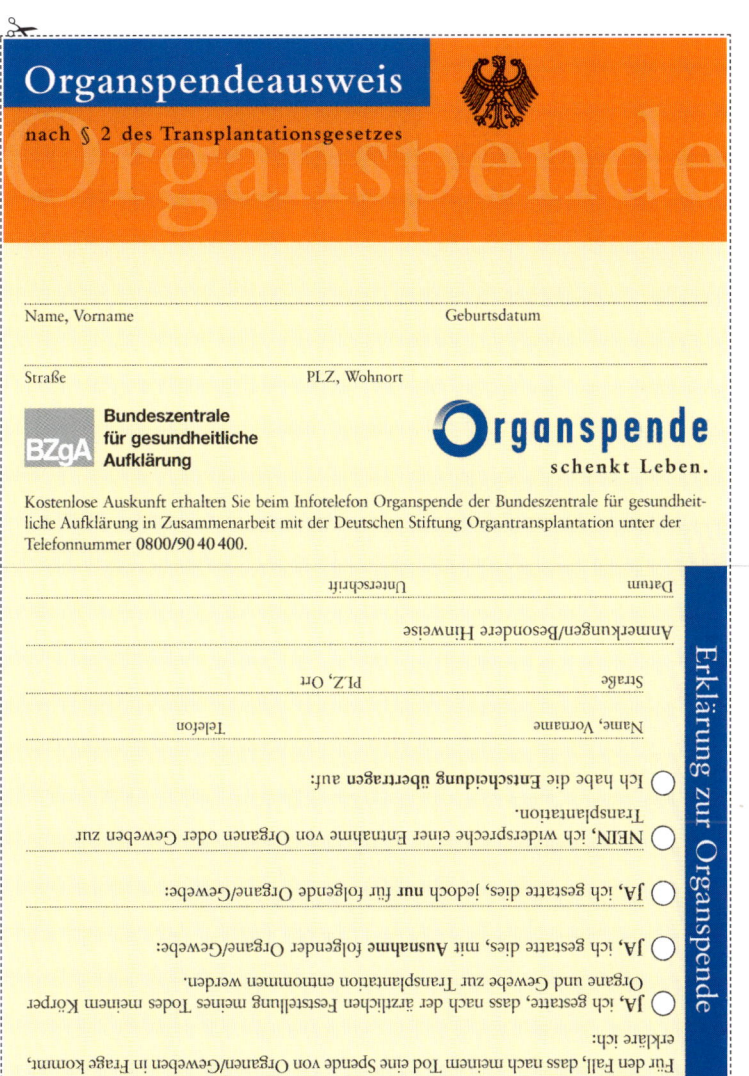

Weitere Exemplare des Organspendeausweises erhalten Sie beim Arbeitskreis Organspende unter der Tel.-Nr. 0080 9040400

Falz

Organspendeausweis

Innenseiten / Klebefläche

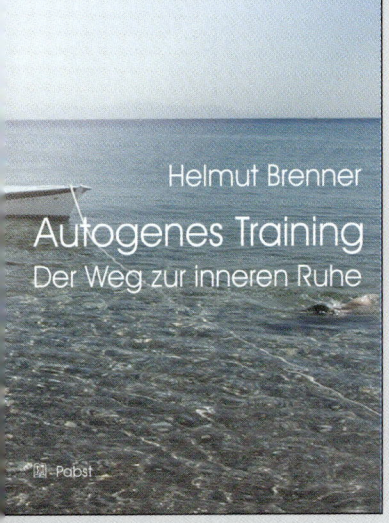

ISBN 3-936142-62-9
Preis: 15,- Euro

Helmut Brenner

Autogenes Training
Der Weg zur inneren Ruhe

Zu viel Stress, Leistungsdruck und Zeitknappheit! Fühlen Sie sich auch manchmal überbelastet? Leiden Sie wie heutzutage viele Menschen unter zunehmenden muskulären und nervlichen Anspannungen mit möglichen Folgen wie Gereiztheit, Schlafstörungen oder Krankheiten? Dann hilft Autogenes Training, dieses wichtige ganzheitlich orientierte Entspannungsverfahren, das auch die seelisch-körperlichen Wechselwirkungen behandelt.

Autogenes Training bedeutet aktive Gesundheitsvorsorge und ermöglicht einen gelasseneren Umgang mit den ausufernden Alltagsbelastungen.

Mit gezielten Entspannungsübungen, die in diesem Handbuch genau erklärt werden, lösen Sie körperliche und geistige Verspannungen und beeinflussen Ihre Gesundheit positiv.

PABST SCIENCE PUBLISHERS
Eichengrund 28, D-49525 Lengerich, Tel. ++ 49 (0) 5484-308,
Fax ++ 49 (0) 5484-550, E-mail: pabst.publishers@t-online.de
Internet: http://www.pabst-publishers.de

Bei Pabst die unabhängigen Patienteninformationen:

➲ Dialyse Intern:
das kompetente Nachrichtenmagazin für Dialyse und Transplantation

➲ www.transplantation.de:
die Top-News und die Hintergrundberichte per Internet

➲ Beiträge zur Transplantationsmedizin:
Sachbücher für Wissenschaft und Praxis

Pabst Science Publishers
Eichengrund 28, D-49525 Lengerich,
Tel. ++ 49 (0) 5484-308, Fax ++ 49 (0) 5484-550,
E-mail: pabst.publishers@t-online.de
Internet: http://www.pabst-publishers.de